GÜTERSLOHER VERLAGSHAUS
DIE VISION EINER NEUEN WELT

Jürgen Domian

Dämonen

Hansens Geschichte

Roman

GÜTERSDIE
LOHERVISION
VERLAGSEINER
HAUSNEUENWELT

1

»Die Frevler aber holen winkend und rufend den Tod herbei und sehnen sich nach ihm wie nach einem Freund; sie schließen einen Bund mit ihm, weil sie es verdienen, ihm zu gehören. Sie sagen: Kurz und traurig ist unser Leben; für das Ende des Menschen gibt es keine Arznei und man kennt keinen, der aus der Welt des Todes befreit. Durch Zufall sind wir geworden und danach werden wir sein, als wären wir nie gewesen. Der Atem in unserer Nase ist Rauch und das Denken ist ein Funke, der vom Schlag des Herzens entfacht wird; verlöscht er, dann zerfällt der Leib zu Asche und der Geist verweht wie dünne Luft. Unser Name wird bald vergessen, niemand denkt mehr an unsere Taten. Unser Leben geht vorüber wie die Spur einer Wolke und löst sich auf wie ein Nebel, der von den Strahlen der Sonne verscheucht und von ihrer Wärme zu Boden gedrückt wird. Unsere Zeit geht vorüber wie ein Schatten, unser Ende wiederholt sich nicht; es ist versiegelt und keiner kommt zurück.«*

So soll es also sein. Hansen ist mit sich im Reinen. Sein Entschluss steht fest. In neun Monaten, an seinem sechzigsten Geburtstag, dem 21. Dezember, will er sterben. Im Schnee. In der längsten Nacht des Jahres. Aber nicht zu Hause in Berlin oder einfach irgendwo, sondern weit oben in Europa, in Nordschweden. Das ist sein Plan. Er will bei tiefen Minustemperaturen, vielleicht werden es 20 oder 30 Grad unter null sein, hinausgehen in den dunklen, verschneiten Winterwald, sich irgendwo auf einen Baumstamm setzen, eine Flasche Whisky trinken und sich dann nackt ausziehen. Ja, nackt in den Schnee will er sich le-

*Bibel, Das Buch der Weisheit 1,16;2,1-5

gen, auf den Rücken, alle viere von sich gestreckt, die Welt und das Leben vergessen, schlafen und sterben. Endlich zu nichts werden. Vielleicht wird der Himmel sternenklar sein. Das wäre schön, ein schöner Tod. Vielleicht gibt es sogar Polarlichter. Welch ein Spektakel! Der Tod nähme Hansen an die Hand und verabreichte ihm eine Portion LSD. Besser ginge es nicht.

Neun Monate Leben noch.
Noch ist Hansen in Berlin, er verlässt seine Wohnung seit Wochen nur noch selten. In dieser Zeit ist sein endgültiger Entschluss gereift. Darüber nachgedacht hatte er allerdings schon lange. Sich selbst zu töten war immer eine Option für ihn gewesen, fast ein Trost in schweren Zeiten. Diesen Notausgang hätte er immer nehmen können. Nur eine Macht wäre in der Lage gewesen, ihn zu verschließen. Die Liebe. Ach – die Liebe. Wer liebt und geliebt wird, der tötet sich nicht. Oder vielleicht doch? Zweimal in seinem Leben, da war er noch ein junger Mann, hatte er so sehr geliebt, dass er meinte den Tod zu spüren. Und er hatte den Tod willkommen geheißen: »Wie schön, wenn wir beide jetzt, genau in diesem Augenblick, gemeinsam sterben würden«, hatte er damals in den Armen seiner Geliebten gesagt. Diese aber waren erschrocken von ihm gewichen, gleichermaßen berührt wie befremdet.

Aber das ist lange her. Seit Jahrzehnten hat er kaum noch geliebt, und je älter er wurde, desto seltener war er auf der Suche nach der Liebe. Vermutlich aus Resignation, denn das sogenannte ganz große Glück hat er in seinem Leben nie erlebt. Warum sollte es ihm in seinem nun schon fortgeschrittenen Alter noch begegnen? Er glaubte nicht an das *späte Glück*.

Und irgendwie waren die Jahre so vergangen. Beinahe schockiert, es war an seinem achtundfünfzigsten Geburtstag, realisierte er, dass er nun fast ein alter Mann war, dass das, was man so Leben nennt, größtenteils hinter ihm lag und sich nicht mehr, wie er es immer gewohnt gewesen war, als weite, endlos erscheinende Fläche vor ihm ausbreitete. Er konnte nicht mehr *später* sagen, was er früher so oft gesagt hatte. Das Später war zum Gestern geworden. Auch sein Körper, obwohl kerngesund, hatte sich unmerklich verändert. Früher hatte er sich gern im Spiegel betrachtet und war mit sich zufrieden gewesen. Nun zeigte er dem Spiegel nur noch selten seinen nackten Körper, obwohl er immer noch recht ansehnlich war. Ein großer, hagerer Mann, einen Meter neunzig groß, rotblondes, kaum ergrautes Haar, wache blaue Augen und überaus schöne große Hände. Hansen aber gefiel sich selbst nicht mehr. Zu schlaff die Haut, zu faltig das Gesicht, zu unangenehm die Gerüche des Alters an ihm. Sogar sein Urin roch anders als früher. Irgendwann war ihm das aufgefallen, er hatte erschrocken seinen Arzt aufgesucht, aber dieser, natürlich nach eingehender Untersuchung, meinte nur: »Sie sind kein junger Mann mehr, wir alten Knochen stinken halt.« Vielleicht ist er in den letzten Jahren in Sachen Liebe so gebremst gewesen, weil er sich niemandem mehr zumuten wollte. Er selbst wollte ja auch kein altes Fleisch neben sich im Bett liegen haben. Da war er lieber allein. Einsam allerdings war er nie. Denn es gab viele Menschen in seinem Leben, alte Freundschaften, neue Freundschaften, Bekannte und Kollegen. Und es gab seinen Sohn Philipp, heute fünfunddreißig Jahre alt, von Beruf Steinmetz und wohnhaft in München. Hansen hatte Philipps Mutter Karin nie geliebt. Sie war für ihn lediglich eine kurze Affäre gewesen, und schon ein paar Monate nach Philipps Geburt hatte Hansen sich von ihr getrennt. Philipp wuchs bei Karin auf, hatte aber regelmäßigen Kontakt zu seinem Vater, weil auch Hansen zwanzig Jahre in München gelebt hatte, bevor er dann nach Berlin zog. Philipp und Hansen sehen sich nicht oft, aber die Verbindung zwischen den beiden Männern ist tief und vertrauensvoll. Ja, sagen wir es direkt, sie lieben einander. In diesem Sinne gibt es also doch noch Liebe in Hansens Leben: die Liebe zu seinem Sohn. Und so telefonieren sie oft miteinander und schreiben sich, entgegen dem Zeitgeist, sogar ab und zu Briefe.

»Lieber Paps, am Wochenende war ich in den Bergen. Ich habe bei Bauer Haller gewohnt (du kennst ihn ja), bin viel gewandert und habe die beiden Bücher gelesen, von denen ich dir neulich erzählt habe. Den Laotse und *Walden* von Thoreau. Es war eine schöne und stille Zeit. An einem Tag bin ich schon um drei Uhr in der Nacht aufgebrochen in die Berge. Es war klares Wetter vorhergesagt und ich wollte die Sonne über den Bergen aufgehen sehen. So etwas habe ich noch nie gemacht. Kurz nach sechs Uhr war es dann so weit. Ich saß auf einer Anhöhe, vor mir die Silvretta – und dann der heilige Moment: das erste leuchtende Rot über den schneebedeckten Kuppen der Berge. Ich habe mich so klein und doch so groß gefühlt. Ich saß still und schaute, ein Sandkorn in all dem Geschehen und doch Teil des Ganzen. Es war ähnlich wie damals, als wir beide einmal im späten Oktober in den Bergen waren und den Sonnenuntergang auf dem Nebelhorn erlebten. In solchen Momenten empfinde ich immer besonders stark, welch ein Geschenk doch das Leben ist.
Weißt du, was Thoreau schreibt?
›Ich bin mir einer gewissen Doppelheit bewusst, die mir erlaubt, mir selbst so fern zu stehen wie einem anderen Menschen. Wie intensiv mein Erleben auch sein mag, immer gibt es einen kritischen Teil meiner selbst, der gleichsam nicht zu mir gehört, sondern unbeteiligter, interessierter Zuschauer ist, nicht Ich noch Du. Ist das Schauspiel des Lebens – vielleicht war es eine Tragödie – vorüber, so geht dieser Zuschauer seiner Wege. Für ihn war das Leben

nur eine Art Dichtung, nichts als ein Phantasiegebilde. Durch diese Doppelheit wird man leicht zum schlechten Nachbarn und Freund.‹

Ich möchte diese Doppelheit überwinden – und ich möchte ein guter Freund sein. Auch dir, Paps!

Lass uns bald telefonieren.

Dein Philipp.«

Obwohl Philipp und Hansen sich so nahestehen, gibt es Unausgesprochenes zwischen ihnen. Hansen hat sich seinem Sohn gegenüber immer nur bis zu einem bestimmten Punkt geöffnet. Versuchte Philipp diesen zu überschreiten, wich Hansen stets aus oder er schwieg ganz einfach. Aus Respekt oder auch Resignation hat sich Philipp im Laufe der Jahre damit arrangiert. Und so ist sein Vater immer auch ein Fremder für ihn geblieben. Philipp ist wesentlich offener, und es gibt kaum etwas, das er seinem Vater nicht erzählt und mit ihm berät. Wobei auch Philipp eher ein Einzelgänger ist. Er lebt schon seit Jahren allein, liest viel, liebt seine Arbeit sehr und hat nur wenige enge Freunde. Zu diesen engen Freunden zählt er seinen Vater. Übrigens nicht seine Mutter Karin. Dafür gibt es keinen besonderen Grund, es war immer schon so. Er kann mit Karin einfach nicht viel anfangen. Im Alter von siebenundzwanzig Jahren ist mit Philipp etwas Besonderes geschehen. Er wurde bei einem Verkehrsunfall lebensgefährlich verletzt und lag mehrere Tage im Koma. Er rang mit dem Tod, während Hansen an seinem Bett wachte oder in einem beigestellten Bett neben seinem Sohn schlief; soweit man überhaupt neben einem Menschen schlafen kann, der mit dem Tod ringt. Nicht eine Stunde war Hansen während dieser Zeit von der Seite seines Sohnes gewichen. Als Philipp dann nach acht Tagen endlich wieder erwachte, war er wesensverändert. Er hatte ein Nahtoderlebnis gehabt und erzählte seinem Vater, dass er etwas gesehen habe, wofür es keine Begriffe gebe. Eigentlich könne er auch nicht von *gesehen* sprechen, denn gesehen im üblichen Sinne habe er nichts. Er habe etwas wahrgenommen, mit seinen Sinnen und mit seinem Geist, das jeder Beschreibung spotte. Es sei weder hell noch dunkel oder farbig gewesen, er habe es gehört und doch herrschte eine große Stille – und kurz bevor er aus dem Koma aufwachte, habe er den Eindruck gehabt, dass er selbst dieses Fremde sei, ohne aber noch ein Selbst zu haben.

Als Philipp seinem Vater zum ersten Mal von diesem Erlebnis zu erzählen versuchte, geriet er immer wieder ins Stocken und brach in Tränen aus. Hansen sagte nichts und nahm seinen Sohn in den Arm und beide Männer schwiegen lange. Philipp machte später noch ein paar Versuche, das Unaussprechliche in Worte zu kleiden, ließ dann jedoch davon ab und erwähnte das Erlebnis überhaupt nicht mehr.

Ebenso wie Hansen, für den Nahtoderlebnisse ausschließlich auf chemische Prozesse zurückzuführen sind. Verrückt gewordene Chemie im Gehirn eines Todkranken oder Sterbenden. Einmal hat er dies Philipp gegenüber angedeutet, es dann aber nicht weiter vertieft, weil er merkte, dass er seinen Sohn damit kränkte. Denn Philipp ist davon überzeugt, dass er etwas tief Spirituelles erlebt hat, ohne es weiter einordnen zu können. Nach diesem Erlebnis begann Philipps Suchen. Hatten ihn vorher die großen Fragen des Lebens und des Todes nicht sonderlich interessiert, standen sie nun im Mittelpunkt seines Denkens. Warum ist alles so, wie es ist? Welcher Weg führt zur Weisheit? Welchen Sinn hat der Tod? Was ist Gott?

Diese Fragen hat Hansen für sich weitgehend abgehakt. Was auch der Grund dafür ist, dass Philipp kaum mehr mit seinem Vater über diese Themen spricht. Gott ist für Hansen eine Illusion. Er hat nie an irgendeinen Gott geglaubt, obwohl er katholisch erzogen wurde. Im Grunde belächelt er gläubige Menschen, und es ist ihm vollkommen rätselhaft, wie ernsthafte und gebildete Geister an seltsame Konstruktionen wie zum Beispiel die Dreifaltigkeit glauben können. Oder dieser Jesus, Gottes Sohn? Wo war denn Gottes Sohn zu Zeiten der Ägypter? Oder beim großen Dinosauriersterben? Warum trat er gerade im Jahre null in Erscheinung? Warum nicht viel früher? Und warum gerade in Israel und nicht in China? Und der ganze Unsinn vom Jenseits und der Auferstehung. Oder den Jungfrauen im muslimischen Paradies. Oder die Wiedergeburten der Buddhisten. Oder die Vielgötterei der Hindus.

Und warum eigentlich gehen alle gebildeten Irren, die sich vor Allah oder Jesus verneigen, mit hundertprozentiger Sicherheit davon aus, dass sich die Griechen mit ihrem Zeus und all den anderen Göttern getäuscht haben? Oder die Germanen? Vielleicht ist ja Wotan einer der wirklichen und ganz großen Götter! Ach, irgendwann hat Hansen sich gar nicht mehr auf Diskussionen zu diesem Thema eingelassen. Für ihn ist die Sache geklärt. Religionen sind Trost-Märchen für Erwachsene, die nicht ertragen können, dass sie sterben müssen, dass nach dem Tod alles vorbei ist. Für Hansen aber ist das so. Wer tot ist, ist tot. Nichts bleibt. Es gibt keine Seele, keinen Geist, kein schönes Jenseits. Nach dem letzten Atemzug beginnt der Körper zu verfaulen, manchmal schon vorher. Wir sind zufällig durch hochkomplexe evolutionäre Prozesse zu dieser Existenz gekommen, und am Ende unserer Lebensspanne fällt das Kartenhaus wieder in sich zusammen und der Mensch wird zu dem, was er vorher war: Erde, Matsch, Staub, Dreck, Luft, Wasser ... ein Müllhaufen Atome. Auch die Sinnfrage hat Hansen sich früh beantwortet: Es gibt keinen übergeordneten Sinn! Der Sinn des Lebens besteht darin, sich zu vermehren und ein anständiger Mensch zu sein. Davon ist er tief überzeugt. Vermehrt hat er sich, wenn auch nur einmal, aber immerhin, und um Anständigkeit hat er sich zumindest stets bemüht. Er hat die Sache immer pragmatisch gesehen: Je anständiger sich ein jeder verhält, desto besser verläuft das Leben für alle Menschen auf der Erde. Also lohnt es sich, ehrlich, loyal, mitfühlend, bis zu einem gewissen Grade bescheiden und eben auch freundlich zu sein.

Warum es überhaupt das Leben, die Erde, die Gestirne, das Universum gibt – vor dieser Frage hat Hansen schon früh kapituliert. All die naturwissenschaftlichen Erklärungen interessierten und überzeugten ihn zwar, allerdings gibt es ja keine schlüssige Erklärung dafür, wer oder was den berühmten Urknall ausgelöst hat, und vor allem: warum. Auch die Fragen, was vor dem Urknall war und wo überhaupt es geknallt hat, wenn doch das Universum selbst erst durch den Big Bang entstanden sein soll, sind völlig ungeklärt. Hansen denkt, vielleicht kommen Zeiten, in denen der Mensch in der Lage sein wird, auch diese letzten Fragen naturwissenschaftlich zu klären. Jetzt kann er es noch nicht, also weshalb soll man darüber grübeln und sich damit beschäftigen?

In neun Monaten will Hansen sterben. In Nordschweden, im Schnee. Sein Beruf hat ihn vor zwanzig Jahren zum ersten Mal in den Norden Skandinaviens gebracht. Es war Liebe auf den ersten Blick. Und so verbrachte er danach immer wieder seinen Urlaub in Norwegen, Schweden und Finnland. Sowohl im Sommer als auch im Winter. Allerdings nie länger als zwei bis drei Wochen. Die Winterreisen in den Norden hatten es ihm besonders angetan. Hansen liebt Schnee und Kälte. Vielleicht liegt es daran, dass er in einer kalten Winternacht, der längsten Nacht des Jahres, eben an einem 21. Dezember, geboren wurde. Die erste Luft, die er atmete, roch nach Schnee und Kälte.

Es soll damals, so hatte es seine Mutter immer erzählt, die ganze Nacht heftig geschneit haben. Als Hansen gegen 4.30 Uhr geboren wurde, habe der Schnee sogar gegen die Scheiben des Kreißsaals geprasselt. Und so hörte der kleine Hansen vermutlich gleich zu Beginn seines irdischen Daseins einen Schneesturm. Überhaupt Schnee. Schnee verzaubert Hansen immer etwas. Obwohl er, der Rationalist, dies gar nicht so zugeben würde. Aber es ist so. Schnee macht ihn gleichmütig und versöhnt ihn mit der Welt. Er liebte es, lange Wanderungen durch die tief verschneiten Wälder Schwedens oder Finnlands zu machen. Und immer hatte er dabei das Gefühl, dass die Zeit langsamer verging als sonst im normalen Leben. Vielleicht war es ja auch so. Vielleicht atmet die Zeit in weißen, kalten Wintern ja wirklich ruhiger und zurückgenommener, beeindruckt von der Reinheit des Schnees und der Stille der Landschaft. Vielleicht ist der Winter der gute Freund des Todes. Sich das Leben im Sommer zu nehmen, käme für Hansen überhaupt nicht Frage. Bei 35 Grad im Schatten zu sterben, stellt er sich fürchterlich vor. So viel hatte er dagegen über den gnädigen Tod in Eis und Kälte gelesen. Mag es sich auch schauderhaft anhören, nackt im Schnee zu liegen, langsam auszukühlen und schließlich zu sterben, es soll alles andere als unangenehm sein. Zumal er sich vorher betrinken wird. Der Alkohol wird ihm helfen, schnell hinwegzudämmern, und er öffnet die Poren der Haut, so dass die Wärme des Körpers noch schneller entweichen kann. Der weiße, sanfte Tod.

»Das Bewusstsein des Patienten trübt immer mehr ein. Diese Bewusstseinsstörung kann so weit gehen, dass man von Kälteidiotie spricht. Es kommt auch zu einer Abschwächung des Reflexes (Hyporeflexie), und das Muskelzittern hört auf. Sinkt die Temperatur auf weniger als 28 °C ab, kommt es zum Verlust des Bewusstseins, einem unregelmäßigen und abgeschwächten Puls, später zu einem Atem- und Kreislaufstillstand infolge von Herzrhythmusstörungen. Lichtstarre Pupillen und Lähmung der Muskulatur kommen hinzu. Bei Körpertemperaturen unter 28 °C ist es nur noch schwer möglich, eindeutig zu bestimmen, ob die unterkühlte Person noch lebt oder bereits tot ist.«*

»Dann liegt der Trinker ... im Schnee, fühlt sich subjektiv warm, entschlummert sanft und stirbt an Unterkühlung, ohne das Bewusstsein wiederzuerlangen.«** Das ist eindeutig besser, als vom Hochhaus zu springen, sich die Kugel zu geben oder irgendeinen Tabletten-Cocktail zu saufen, dessen Wirkung nicht konkret vorhersehbar ist.

Warum will sich Hansen töten? Er ist körperlich und geistig gesund, er befindet sich in keiner Lebenskrise, er hat Erfolg in seinem Beruf (Hansen arbeitet als Dokumentarfilmer), es geht ihm materiell gut, er hat Freunde und viele Bekannte und könnte sein Leben interessant und abwechslungsreich gestalten. Aber er findet das Leben nicht mehr interessant und abwechslungsreich, er ist des Lebens überdrüssig, ja satt, *es ist doch immer dasselbe, tagaus, tagein,* denkt er und verspürt sogar einen gewissen Weltekel. Schon vor Jahren begann sich dies abzuzeichnen, und seitdem ergriff das Thema Suizid immer mehr Besitz von seinem Denken und bestimmte bald sein ganzes Leben. Dabei rang er mit der vorherrschenden Moral, für die es nichts Heiligeres als das Leben zu geben scheint. *Warum eigentlich? Warum ist es nicht eine durchaus legitime und gute Entscheidung, sich das Leben zu nehmen, wenn einen das Leben nicht mehr interessiert?* Denkt Hansen. *Muss man leben, nur weil man lebt*? Schwerkranken wird es gerade noch verziehen, wenn sie sich töten. Der Krebszerfressene darf auf Mitleid hoffen, wenn er

* Wikipedia, Art. Hypothermie

** Kältetod im Rausch, Zeit Online 30.1.2008

aus dem Fenster springt. Obwohl es brave Christen oder Muslime gibt, die selbst dies noch für eine Sünde halten. Auch der Depressive, der sich auf die Schienen legt, wird von den meisten nicht verurteilt. Wobei – er hätte sich ja auch erhängen können, um nicht auch noch den Lokführer mit ins Verderben zu reißen. Danach aber ist Schluss mit Verständnis und Toleranz. Sich das Leben quasi *nur so* zu nehmen, geht nicht, gibt's nicht, darf nicht sein, ist krank. Ein gesunder Mensch, bei klarem Verstand, nimmt sich nicht einfach das Leben. Ende der Debatte. Da ruft man doch lieber den Notarzt und der Entschlossene wird, ohne ihn genauer anzuhören, zwangseingewiesen und zu den Bekloppten gesteckt. Dort kümmert sich dann ein Heer von Psychologen und Psychiatern, diese gehorsamen Diener der Moral, um den Gestrandeten und erklärt ihm, dass er sich mitten in einer großen Krise befindet und dass er einer Behandlung bedarf. Hansen aber hat das Gefühl, weder in einer Krise zu stecken noch an einer Depression oder sonst einer psychischen Krankheit zu leiden. Er will einfach nicht mehr.

Sein Beruf langweilt ihn schon seit langem. Fast dreißig Jahre ist er durch die Lande gereist und hat Filme gedreht, fürs Fernsehen. Unspektakuläre Dokumentationen, die aber stets ihre Abnehmer fanden und Hansen durchaus gute Einkünfte bescherten. Wo er nicht überall war, und womit er sich nicht alles beschäftigt hat! Die Folgen des Klimawandels, Gift im Essen, Altnazis in der deutschen Justiz, Wandern auf den Kilimandscharo, die schönsten Eisenbahnstrecken Asiens, Krankenhauskeime, Ärztepfusch, Homosexuelle in Russland, allgemeines Tempolimit, Parallelgesellschaften in Deutschland, die Geschichte der Samen, Armut in Brasilien, die Zukunft der Solarenergie, der Jakobsweg und so weiter und so weiter. Hansen hat einfach keine Lust mehr. Auch gibt es nichts, was ihn beruflich noch reizen würde. Er hat keine Träume mehr. Nichts brennt mehr in ihm. Und schon über ein halbes Jahr lang hat er gar nicht mehr gearbeitet. Da ihm kürzlich eine Lebensversicherung ausgezahlt worden ist und er zudem eine beachtliche Summe gespart hat, kann er sich das Nichtstun locker leisten. Aber es ist nicht der Beruf allein, der ihn anödet. Das Leben an sich und wie er es bis vor kurzem geführt hat, erscheint ihm wie eine fortwährende Wiederholung. Aufstehen, frühstücken, Nachrichten, Zeitung lesen, essen, trinken, arbeiten oder irgendetwas unternehmen, irgendwelche Gespräche führen, Kino, Theater oder Fernsehen, Wein am Abend, schlafen. Und am nächsten Tag dasselbe von vorne. Und seine Freunde, Bekannten und langjährigen Wegbegleiter? Fast alle leben in festen bürgerlichen Strukturen. Es sind Familienväter, alleinerziehende Mütter, Journalisten, Werbeleute, zwei Ärzte, ein paar Anwälte und Regisseure, eine Lehrerin, ein Psychologenehepaar, ein Buchhändler und einige Leute, die im mittleren oder gehobenen Management arbeiten. Mit allen hat er sich bis vor ein paar Monaten regelmäßig getroffen – bis er keine Lust mehr hatte auf ihre Geschichten und ihre Meinungen. Immer dasselbe: Reisen, Restaurants, Politik, die Kinder, ach wie toll doch alle Kinder von allen sind, die Vergangenheit, weißt du noch?, die Immobilienpreise in Brandenburg, die neue Küche, das letzte ZEIT-Dossier, der neueste Roman von Rainald Goetz und dann die Serien, alle reden über Serien und über das Altern, manchmal sogar über den Tod – und jeder klagt über die Berliner Lokalpolitik und die schlechten Fernsehprogramme.

Wenn Hansen von solchen Treffen nach Hause kam, war er stets erschöpft und in schlechter Stimmung. Er hatte Stunden seines Lebens vergeudet, hatte eine Rolle gespielt, mitgeredet und parliert und war nicht einmal früher gegangen, obwohl ihm danach gewesen war. Das ist übel. Ein wenig benutzt kam er sich auch immer vor, weil ihn die anderen zugequatscht hatten. Denn mit fortschreitender Stunde gelang es Hansen nicht mehr, in seiner Rolle zu bleiben, seine Gesellschaftsmaske zu tragen, und so verstummte er zusehends und überließ den anderen die Konversation und das Reden. So etwas wollte er nicht mehr, nie mehr. Regelrecht beschmutzt fühlte er sich nach solchen Abenden, und mit viel Wein versuchte er dann, den Nachgeschmack der Inkonsequenz und der Heuchelei hinunterzuspülen. Also hatte er sich allmählich von all diesen Leuten zurückgezogen, und das Schönste war: Niemand nahm daran Anstoß. Hatten sie es noch gar nicht bemerkt, oder war es ihnen egal? Beides wäre Hansen gleich.

Einen Freund allerdings gibt es in Hansens Leben, mit dem er sich auch in der letzten Zeit noch gern getroffen hat. Sein Name ist Kay, einundvierzig Jahre alt, viele halten ihn für verrückt, ein Enfant terrible, ein Antibürger, der seinen Lebensunterhalt mit Malen und Deutschkursen für ausländische Jugendliche verdient. Kay hatte einst Linguistik und Kunst studiert, spricht fünf Sprachen, ist nur schwer einer bestimmten sexuellen Orientierung zuzuordnen, ist immer knapp bei Kasse und malt wie ein Besessener, abstrakt und irre. Hansen hatte vor vielen Jahren ein Portrat über ihn für ein TV-Magazin gedreht, und seitdem hat sich zwischen den Männern eine eigentümliche Freundschaft entwickelt. Sie sehen sich höchsten fünf-, sechsmal im Jahr, obwohl Kays Atelier (in dem er auch wohnt) kaum zwei Kilometer von Hansens Wohnung am Helgoländer Ufer entfernt liegt. Immer wenn sie sich treffen, wird es spät, eigentlich saufen sie die ganze Nacht, reden über alles, sind albern, lachen viel. Man kann sagen, dass Hansen diesen Mann wirklich sehr mag. Und vor fünf Uhr in der Frühe kommt Hansen dann nicht nach Hause. Mit Kay zusammen zu sein und zu reden fand Hansen immer in Ordnung. Keine Maskerade, keine Konversation, kein beflissenes Geschwätz. Und dann gab es da noch etwas Besonderes. Hatten die beiden eine bestimmte Menge Wein oder Whisky konsumiert, sangen sie immer gemeinsam alte Berliner Lieder. Kay kann hervorragend Gitarre spielen, und so holte er das Instrument aus irgendeiner Ecke seines Ateliers, und dann ging es los. Jedes Mal. Am nächsten Tag war Hansen immer heiser.

Manchmal denkt Hansen darüber nach, was Kay wohl zu seinem Entschluss, aus dem Leben zu scheiden, sagen würde. Theoretisch hätte er wohl keine Einwände, glaubt Hansen. Neben Philipp ist Kay eigentlich der einzige Mensch, mit dem Hansen noch gern zusammen ist. Aber auch Kays Existenz reicht Hansen nicht aus, sein Leben zu bejahen.

Auf Reisen zu gehen hat er auch keine Lust mehr. Selbst der Norden lockt ihn kaum noch. Und überhaupt, so viel hat er schon gesehen und der Rest ist ihm egal. Was soll er im Jemen oder in Patagonien? Hansen hat bemerkt, wie er sich zunehmend von der Welt abwendet. Er hört zwar noch die täglichen Nachrichten, aber sie langweilen ihn, betreffen ihn nicht mehr, rauschen wie läppische Belanglosigkeiten an ihm vorbei. Selbst wenn es um Bewegendes und für die Welt durchaus Wichtiges geht. Wie viele Präsidenten, Kanzler, Minister und Staatsoberhäupter hat er schon kommen und gehen sehen. Und wie viele Krisen, Kriege, Gipfel und Wahlen schon an ihm vorbeigezogen sind. Er ist all dieser Dinge müde geworden. Sie berühren weder sein Herz noch seinen Intellekt. Liest er noch Bücher? Nein. Hansen hat in seiner großen Wohnung ein Lesezimmer, das mit tausenden von Büchern vollgestellt ist. Früher hat er beinahe in jeder freien Minute gelesen. Er liebte es, einzutauchen in fremde Welten, das Leben immer und immer wieder aus anderen Perspektiven zu betrachten. Er las alles. Romane, Biografien, Reiseberichte,

Sachbücher. Aber er las nie zur Unterhaltung. Denn er gierte geradezu nach anderen Weltsichten, nach fremden Erfahrungen und Erkenntnissen.

»Gut ist der Schlaf, der Tod ist besser – freilich
das Beste wäre, nie geboren zu sein.«*

Selbst dieser Gedanke ist Hansen nun nicht mehr fern und fremd ... nie geboren zu sein. Was würde der Welt fehlen? Viel Abfall, Treibhausgase, ein paar unbedeutende Filme, einige Kaufverträge, die das Bruttosozialprodukt angekurbelt haben, und einige Liebeserklärungen, die er ausgesprochen hatte.

Aber sonst? Da kann Hansen lange nachdenken, und es fällt ihm nichts ein. Bis ihn plötzlich eine Erkenntnis durchfährt und sein schlechtes Gewissen ihn erstarren lässt: Philipp! Warum hat er nicht als Erstes an Philipp gedacht? Er hat an Abfall gedacht – nicht an Philipp. Nur wegen Philipp ist es gut, geboren worden zu sein. Davon ist Hansen tief überzeugt. Aber allein wegen Philipp will er nicht weiterleben. Philipp geht seinen eigenen Weg, er wird es ohne ihn schaffen. Ohnehin muss sich jedes Kind einmal von seinen Eltern verabschieden. Nur muss es Philipp eben jetzt bald und unter diesen Umständen tun.

Natürlich hat Hansen seinem Sohn nicht den Hauch einer Andeutung gemacht. Niemand weiß etwas von Hansens Plan. Ein jeder würde versuchen, ihn davon abzuhalten. Wie lästig. Und wie sollte er ein solches Vorhaben mit seinem Sohn diskutieren, für den das Leben eine Gnade ist? Eine Gnade. Hansen hingegen denkt oft an Schiller: *Das Leben ist der Güter höchstes nicht.* Seit seine Entscheidung endgültig gefallen ist, am 21. Dezember zu sterben, fühlt er sich unerhört frei. Kann sich ein Mensch freier fühlen? Denn Hansen ist zukunftslos, nichts gilt mehr.

*Heinrich Heine: Morphine

Würde er versuchen, mit jemandem über seinen Entschluss zu sprechen, man würde den Kopf schütteln. Und das wäre noch das Harmloseste. Man würde ihn moralisch aufs Schärfste verurteilen und zu guter Letzt sein Verhalten pathologisieren. Die arterhaltende Zivilisationsmeute würde sich auf ihn stürzen und ihn nach ihrem Bilde zu formen versuchen. Wie verlogen! So viele Kriege gibt es auf der Welt, Drogen töten Hunderttausende, die Rüstungsindustrie macht Milliardenumsätze, an den Folgen der Umweltverschmutzung sterben Millionen Menschen, auf den Straßen allein in Deutschland verlieren jedes Jahre mehrere tausend Menschen ihr Leben, Flüchtende weltweit sterben wie die Fliegen.

All das wird mit kalter Gleichgültigkeit hingenommen. Nur der Suizidant, auch wenn er sich für seinen Weg bei klarem Verstand entschieden hat, löst gebündelte Aktivitäten aus. Die Polizei wird alarmiert, der Notarzt kommt, ein Krankenhausbett wird sofort bereitgestellt, einer teuren Behandlung steht nichts im Weg (sofern der Betreffende nicht schon tot ist). *Man hat den Eindruck,* denkt Hansen, *als wäre der Mensch Eigentum der Gemeinschaft.* Sogar dem final Erkrankten, dem Austherapierten, todgeweiht und vom Krebs geschunden, verwehrt man den Wunsch nach aktiver Sterbehilfe. Ausharren soll er. Nur das sei mit der Würde des Lebens vereinbar, sagen sie, diese Heuchler.

Wem gehört der Mensch?

Wem gehört Hansen?

Sicher nicht der Gesellschaft und schon gar nicht irgendeinem Gott.

Ich gehöre mir selbst, sagt Hansen. *Ich sterbe meinen eigenen Tod. Mein Tod gehört mir.*

Natürlich sieht Hansen den Freitod differenziert.

Die meisten Selbsttötungen kann auch er nur schwer akzeptieren. Es gibt den Suizid(versuch), der ein Hilferuf ist,

ein anderer entpuppt sich als Erpressungsversuch, oftmals steckt hinter dem Wunsch zu sterben tiefe Einsamkeit oder wirklich eine schwere psychische Erkrankung. In all diesen Fällen ist es richtig zu handeln, zu helfen, zurückzuführen ins Leben.
In seinem Fall allerdings wäre es ein ungeheuerlicher Eingriff in seine Persönlichkeitsrechte. Die Würde des Menschen ist unantastbar.

Empfindet Hansen Lebensekel?
Nein, so kann man es nicht sagen. Weltekel, ja, bezogen auf die Geschehnisse, das Treiben und Streben, das Lügen und Schachern, das Siegen und Verlieren. Aber Lebensekel? Nein. Eher trifft zu: Er hat sich beständig vom Leben entfernt. Es fing schleichend an. Früher war er zum Beispiel ein Freund der guten Küche gewesen. Er kochte gern, ließ sich gern bekochen und liebte es, in ausgezeichnete Restaurants zu gehen. Dann aber bemerkte er, dass für ihn Essen und Trinken gar nicht mehr so wichtig waren. Er kam sich nun in den erlesenen Restaurants beinahe albern vor, und die Gespräche mit seinen Freunden über kulinarische Feinheiten empfand er zunehmend als absurd. Eigentlich wollte er nur noch satt werden, und dazu brauchte man nicht viel. Und welch ein Theater hatte er all die Jahre um Wein und Spirituosen gemacht. Nur in bestimmen Läden kaufte er ein, in Restaurants ließ er sich immer mindestens drei oder vier Weine zur Probe reichen, der Whisky durfte nur aus Schottland kommen und auch nur von bestimmten Brennereien, und Wodka unter fünfzig Euro die Flasche war völlig indiskutabel. Heute kann Hansen über all das nur noch den Kopf schütteln. Er isst, um satt zu werden, er trinkt, um betrunken zu werden. Wobei er sich nicht oft betrinkt, obwohl es ihm gefällt, wenn der Alkohol ihn ein wenig aus dem Leben schweben lässt. Als Alkoholiker allerdings will er nicht enden, das

hat er sich immer gesagt, das fände er würdelos. Da ist der Tod schon der seriösere Partner, wenn es darum geht, das Leben zu verneinen.

Im Grunde gibt es gar keine sinnlichen Genüsse mehr, die Hansen das Dasein noch versüßen. Er raucht schon seit Jahrzehnten nicht mehr, die Welt der Erotik hat er ohnehin schon lange verlassen, und selbst die Freude an der Natur, am Schauen, am Riechen, am Hören, ist beinahe erstorben. Er nimmt zwar das Schöne noch wahr, überall, aber er denkt gleichzeitig: *Auch das Schöne muss sterben* – und schon ist es aus mit dem Genuss. Früher saß er an sonnigen Frühlingstagen oft auf seinem Balkon mit Blick auf die Spree, roch die aufblühende Natur, hörte den vor Leben strotzenden Gesang der Vögel, spürte die warmen Sonnenstrahlen auf seiner Haut und war über all das glücklich und fühlte eine tiefe Zufriedenheit. Auch in diesem Jahr saß er wieder auf seinem Balkon, an einem schönen Märztag. Aber er empfand nichts Besonderes mehr. Er sah alles mit anderen Augen. Die Spree floss, wie sie immer fließt und wohl noch lange fließen wird. Ein monotoner Vorgang ohne Anfang und Ende. Die vor Leben strotzenden Vögel würden wahrscheinlich schon im nächsten Jahr tot sein. Die bunt leuchtenden ersten Blüten der Bäume sind in ein paar Wochen verfault. Und die Sonne? Sie wird in circa zwölf Milliarden Jahren nach einem dramatischen kosmischen Schauspiel für immer verlöschen, dunkel und kalt werden. Zuvor hat sie die Erde in einen Feuerball verwandelt und restlos auf ewig vernichtet. Asche zu Asche, Staub zu Staub. Nichts bleibt, kein gewaltiges Gebirge, keine Liebe, keine Erinnerung, kein Bauwerk, keine Sinfonie, keine Wissenschaft, alles ist vernichtet, Bach ebenso wie Nofretete, die Bibel wie der Koran, das Böse und das Gute.

Warum will Hansen genau am 21. Dezember sterben? Und warum die große Inszenierung, dafür extra nach Nordschweden zu reisen?

Er könnte sich auch in Berlin töten. So, wie Wolfgang Herrndorf, der Dichter, es gemacht hat, am Ufer des Hohenzollernkanals. Hansen aber will und kann sich nicht erschießen, zudem, findet er, ist Berlin ein wunderbarer Ort für das Leben, aber kein guter Ort zum Sterben. Außerdem will er Schnee, viel Schnee, große Kälte und Stille. Er will in der Stille sterben. Und eben dort, wo es ihm auf Erden am besten gefallen hat. Vielleicht lebt in ihm noch ein Rest von Naturverbundenheit, und genau dieser Rest zieht ihn in den Norden. Vielleicht hofft er darauf, in den letzten Tagen und Stunden seines Lebens doch noch einmal vorbehaltlos das Schöne als schön zu erleben. Die tief verschneiten wilden Landschaften, den funkelnden Schnee im Mondlicht, die unendlichen Weiten der zugefrorenen Seen.

Die Wahl des Datums ist Hansens letzte Sentimentalität. Er könnte sich ja auch am 2. November, 11. Dezember oder am Weihnachtstag töten. Am 21. Dezember aber soll sich ein Kreis schließen. Sein Lebenskreis. Er *kam* an diesem Tag, und er wird an diesem Tag *gehen*. Er plant sogar, in etwa zu seiner Geburtsstunde zu sterben. Geboren 21. Dezember, 4.30 Uhr. Gestorben 21. Dezember, gegen 4.30 Uhr. Wobei Hansen klar ist, dass wohl niemand seine Todeszeit wird feststellen können. Denn voraussichtlich wird von seinem Körper kaum etwas übrig bleiben. Die Natur verschwendet nichts. Wölfe werden den Leichnam schnell finden, ihn zerreißen, vertilgen, vernichten. Der Gedanke gefällt Hansen sehr gut, dass sein vielleicht noch etwas warmes Fleisch diesen schönen, archaischen Tieren Kraft und somit Leben schenkt. Vielleicht bleiben ein paar Knochen übrig. Mögen im darauffolgenden Frühling die Bären sie finden und sich daran laben. Hansen wird restlos verschwinden. Kein Leichnam, kein Sarg, keine Urne, kein Grab. Genau so ist es gut.

Es ist Mitte Mai. Hansen ist in schlechter Stimmung. Das Gefühl der überragenden Freiheit ist in den Hintergrund getreten. Er verlässt seine Wohnung nur noch, um das Nötigste einzukaufen. Ansonsten sitzt er in seinem Wohnzimmer und schaut sich stundenlang alte Filme an. So vergeht die Zeit. In seiner Wohnung ist bereits alles für sein Ende hergerichtet. Hansen hat aufgeräumt, entsorgt und Vieles, was nicht für die Nachwelt bestimmt ist, vernichtet. Er will seinem Sohn nicht zumuten, sich durch einen Berg von Hinterlassenschaften wühlen zu müssen. Es soll alles geordnet sein. Und genau so ist es jetzt. Die Wohnung wirkt übersichtlich, kein Tand, kaum Möbel, nur wenige Gegenstände noch, und mit den Büchern kann Philipp machen, was er will. Eigentlich hat sich das Leben bereits aus Hansens Wohnung zurückgezogen, sie scheint tot und steril, nur die Bücher verleihen zumindest dem Lesezimmer noch etwas Wärme und Behaglichkeit. Auf den Schreibtisch hat Hansen, gut sichtbar, sein Testament gelegt. Dort liegt es nun schon seit vielen Tagen. Es kommt ja niemand mehr zu Besuch, der es sehen könnte. Ab und zu, wenn auch selten, erreichen Hansen Mails oder Kurznachrichten von Freunden oder Bekannten, wie es denn mal wieder mit einem Treffen wäre. Er aber vertröstet sie, erfindet ein paar Ausreden, und alle geben sich damit zufrieden. Kay hat sich in der letzten Zeit nicht gemeldet, was nichts Besonderes ist, denn sie sehen sich ja ohnehin nur selten. Der einzige Mensch, mit dem Hansen noch telefoniert, ist Philipp. Wobei diese Gespräche für Hansen äußert anstrengend sind, denn er will auf jeden Fall vermeiden, dass Philipp irgendetwas Ungewöhnliches an ihm bemerkt. Hansen ist ein guter Schauspieler. Schreibt Philipp seinem Vater eine Mail oder einen Brief, so antwortet Hansen in den meisten Fällen.

Gestern mailte Philipp:
»Hallo Paps, ich habe einen bewegenden Artikel im SZ-Magazin gelesen. *Die Eltern gehen weg** lautet die Überschrift, und er erzählt die erschütternde und schwer auszuhaltende Geschichte eines Ehepaars. Der Mann ist unheilbar an Parkinson erkrankt und will aufgrund der zunehmenden Verschlechterung seines Zustandes selbstbestimmt sterben, sich also selbst töten. Seine Frau ist völlig gesund, fühlt sich aber ihrem Mann nach neunundvierzig Ehejahren so sehr verbunden, dass auch sie sich, gemeinsam mit ihm, das Leben nehmen will. Sie liebt ihn so sehr, dass sie nicht ohne ihn weiterleben möchte. *Ich würde es nicht ertragen, heimzukommen und allein zu sein*, sagt die Frau. Und: *Ich weiß, es ist ein zutiefst egoistischer Gedanke, aber er ist von Liebe getragen*. Das Paar hat einen Sohn und ein zweijähriges Enkelkind. Das Verhältnis zwischen Eltern und Sohn ist ausgesprochen gut, und das Enkelkind wird von seinen Großeltern heiß geliebt. Als die Eltern ihrem Sohn ihr Vorhaben offenbaren, bricht dieser zusammen und kann es kaum glauben. Er versucht sie von ihrem Entschluss abzuhalten. Jedoch vergeblich. Der Autor des Artikels schreibt: ›Wie kann sich ein Sohn damit abfinden, dass die gesunde Mutter mit dem kranken Vater gemeinsam aus dem Leben treten will? *Bitte, Papa, lass mir die Mama da*, fleht der Sohn einmal. Krämpfe durchzucken den Vater, die Mutter sagt in diesem Augenblick nichts.‹

Die beiden sind aber von ihrem Vorhaben nicht abzubringen. Der Sohn müsse jetzt allein sein eigenes Leben führen, so sei halt der Lauf der Dinge. Und dann passiert etwas Ungeheuerliches. Die Eltern schreiten zur Tat und schlucken beide eine Überdosis Tabletten. Durch einen Einnahmefehler bleibt jedoch der todkranke Mann am Leben, während seine gesunde Frau vor seinen Augen stirbt.

*SZ-Magazin, 24.2.2016

Der schwer angeschlagene Mann wird in eine Klinik eingewiesen, erholt sich dort langsam wieder und muss sich anschließend einer psychiatrischen Behandlung unterziehen. Aber er sagt: *Ich bin ein gestorbener Mann, mich gibt es nicht mehr. Ich vermisse sie. Unsere Ehe ist ein neunundvierzig Jahre altes Kunstwerk, und das darf man nicht auseinanderreißen.* Unterstützt von der Schweizer Sterbehilfeorganisation Exit stirbt der Mann ein paar Monate später nach der Einnahme eines Giftcocktails.

Paps, ich bin fassungslos! Wie können Eltern ihren Kindern nur so etwas antun? Wie konnte die Frau sich nur so egozentrisch verhalten? Sie war gesund, sie hatte einen tollen Sohn und ein zweijähriges Enkelkind. Sie nahm dem Sohn die Mutter und dem Enkelkind die Oma. So viel Schönes und Gutes hätten alle noch miteinander erleben können! Sie war, ebenso wie ihr Mann, erst siebzig Jahre alt. Vielleicht wäre sie achtzig oder gar neunzig Jahre alt geworden. Und wieso hätte sie nicht ohne ihren Mann leben können, wenn sie doch ihren Sohn und ihren Enkel hat? Und dieser Satz *Ich würde es nicht ertragen, heimzukommen und allein zu sein* ist so provokant. Entweder war die Frau wirklich durch und durch eine Egoistin – oder aber sie war psychisch krank und lebte in einer symbiotischen Abhängigkeit von ihrem Mann. Wobei sie in dem Artikel keinesfalls als psychisch krank geschildert wird. Im Gegenteil sogar, sie schien gut im Leben zu stehen und bei völlig klarem Verstand zu sein.

Den Mann kann ich ja noch verstehen. Er war dem Tode geweiht und hatte Angst, ein Pflegefall zu werden, hatte Angst vor Schmerzen und dem Verlust seiner Würde.

Aber die Frau?

Wie kommt eine solche Geschichte bei Schwerstkranken an, die um jeden Tag Leben kämpfen? Die überglücklich wären, noch Jahre bei guter Gesundheit geschenkt zu bekommen.

Wie kann man so leichtfertig das Wertvollste, das wir besitzen, einfach zerstören und wegschmeißen? Muss man nicht immer versuchen, das Beste aus seinem Leben zu machen und das Unveränderbare zu akzeptieren lernen? Gibt es nicht tausend Dinge, an denen man sich, sogar in sehr traurigen Zeiten, erfreuen kann? Die Frau hat offenbar überhaupt nicht bedacht, wie viel Sinn noch in ihrem Leben steckte, was sie alles noch hätte bewirken können. War sie mit ihrer persönlichen Entwicklung wirklich schon am Ende? Erfüllung, Sinn, Verstehen, Einsicht erlangt man doch nur durch das Leben, nicht im Tod. Vielleicht hat die Frau sich aufgegeben? Vielleicht hat sie sich leiten und blenden lassen von ihrer Angst, vielleicht auch von ihrer Trägheit. Sie wollte sich gar nicht bemühen, eine neue Lebensstufe zu erreichen. Sie hätte es ja zumindest versuchen können. Der Freitod wäre für sie auch später noch möglich gewesen ...
Wie siehst du die Sache?
Viele Grüße
Philipp«

Mail von Hansen an Philipp:
»Mein Philipp,
das ist in der Tat ein ungewöhnlicher Fall. Völlig gesund an Leib und Seele aus dem Leben zu scheiden, bricht in unserer Gesellschaft ein großes Tabu. Es sorgt für Kopfschütteln, Empörung und Ratlosigkeit. Der sogenannte gesunde Menschenverstand kann und will so etwas nicht verstehen. Aber versuchen wir doch einmal, uns ganz sachlich und ohne Emotionen der Angelegenheit zu nähern. Ich denke gerade an Nietzsche. Er lässt seinen Zarathustra sagen: *Stirb zur rechten Zeit*. Wir alle reden doch immer pausenlos von Selbstbestimmung und persönlichen Freiheiten. Ist die Entscheidung der Frau, sich genau zu diesem Zeitpunkt das Leben zu nehmen, nicht die Höchstform persönlicher Selbstbestimmung? Ihre

Motive interessieren mich gar nicht besonders. Sie sagt, der Entschluss sei von Liebe getragen. Geschenkt. Entscheidend für mich ist die Tatsache, dass sie aus freien Stücken ihrem Mann in den Tod folgen *will*. Sie wird sich lange damit beschäftigt haben, sie wird alle Emotionen und Argumente genau beleuchtet haben, sie hat mit ihrem Mann und dann sogar mit ihrem Sohn darüber gesprochen – und ist sich am Ende ganz sicher. Was will man mehr? Auch wenn es allen anderen nicht gefällt. Gehört es nicht zur Autonomie eines jeden Menschen, dass er das für ihn nicht mehr Ertragbare selbst festlegen und genau definieren darf? Sei es eine schwere Erkrankung – oder eben auch das Fehlen einer geliebten Person? Die Selbsttötung aus Liebe hat im Übrigen in der Geschichte der Menschheit eine lange Tradition.

Sie geschieht jenseits aller Vernunft. Aber ist das schlimm? Ist der Freitod nicht, so ungeheuerlich er auch sein mag, ein Privileg des Menschen? Ich bin gerade über eine Notiz gestolpert, die ich mir vor Jahren gemacht habe. Es ist ein Zitat von Max Frisch zum Thema: ›Da ich doch nur lebe, um zu sterben, das Haus nur baue, auf dass es beim Richtfest zusammenstürze, ist es besser, ich fliehe vor dem Tod in den Tod oder – wenn er weiter und genauer denkt: aus der Absurdität des Daseins in die Absurdität des Nichts.‹ Aber nun wird es doch arg theoretisch und grundsätzlich. Was macht der Petrus, den du angefangen hast zu meißeln? Schick mir gern ein paar Fotos.

Mir geht es so weit ganz gut. Da ich, wie du ja weißt, mir vorgenommen habe, bis zum Ende des Jahres nicht zu arbeiten, lebe ich nach wie vor so in den Tag hinein. Vielleicht verreise ich demnächst, vielleicht auch nicht. Im Winter geht es auf jeden Fall in den Norden. In mein Dorf in Nordschweden. Ich halte dich auf dem Laufenden.

Viele Grüße

Dein Paps«

Hansens Stimmung verschlechtert sich von Tag zu Tag. Er schafft es nicht, die Zeit zu bewältigen. Jeder Tag liegt wie Beton auf ihm, die Stunden vergehen kaum, die Filme, die er schaut, langweilen ihn mittlerweile alle, die Nächte sind eine Qual. Noch schlimmer aber sind die ersten Minuten nach dem Wachwerden am Morgen. Wenn er sich seiner bewusst wird. Das ist die grauenvollste Zeit. Er schlägt zwar die Augen auf, aber sein Blick richtet sich gebannt nach innen, und er hat den Eindruck, in eine klaffende Wunde zu starren. Es dauert fast immer eine halbe Stunde, bis er sich wieder gefangen hat. Soll das so die nächsten Monate weitergehen? Hält er das überhaupt aus? Die Gründe seiner Verstimmung sind ihm nicht klar und sie interessieren ihn auch nicht sonderlich. Es geht ihm nur noch darum, seinen Todesentschluss, den er keinesfalls in Frage stellt, genau so, wie er es sich vorgenommen hat, zu verwirklichen.

Und da kommt ihm die Idee, schon früher in den Norden aufzubrechen, viel früher. Eigentlich hat er vorgehabt, erst Anfang Dezember nach Schweden zu fliegen. Warum aber sollte er so lange noch warten? Berlin kann ihn nicht mehr auffangen, ablenken, er fühlt sich verloren in der Stadt. Berlin ist Vergangenheit. Er hat sehr gern in dieser Stadt gelebt, sie ist für ihn die beste Stadt der Welt. Aber jetzt? Da er im Grunde schon gar nicht mehr lebt – was soll er hier? Berlin duldet ihn nur noch.

Er könnte eigentlich schon bald, in ein paar Tagen, gen Norden aufbrechen, mit dem Wagen. Warum nicht? Er mietet sich ein Blockhaus im Wald (das hat er ohnehin vorgehabt), in der Nähe des Dorfes, das er schon so oft besucht hat, und lebt die letzten Monate seines Lebens dort. Inmitten der Natur, in großer Stille, allein und fern der Welt. Er könnte dort oben noch einen Sommer erleben. Vielleicht würde ihm das ja sogar gefallen. Vielleicht würde ihn der Nordsommer noch einmal berühren. Früher hatten ihn immer die überaus hellen Tage und Nächte des subarktischen Sommers beeindruckt. Die Sonne geht nicht unter und taucht des Nachts die Landschaft in ein geheimnisvoll leuchtendes Rot. Er könnte den Wechsel der Jahreszeiten beobachten, vom Sommer zum Herbst, vom Herbst zum Winter. So etwas hat er dort oben noch nie erlebt. Diese Gedanken gefallen ihm, wecken sogar ein gewisses Interesse, fast etwas Neugierde. Er ist schon lange auf nichts mehr neugierig gewesen. Ja, all das ist gut und stimmig. Und somit steht der Entschluss fest. Er wird noch einige Vorbereitungen treffen und in drei Tagen geht sie los, seine letzte Reise. Er wird mit seinem Auto auf große Tour gehen, Richtung Norden, nach Schweden, wird bis weit über den Polarkreis hinaus fahren, um dort im Winter sein Leben zu beenden, am 21. Dezember.

»Es ist für uns wichtig, dass wir die verschiedenen Dämonen zu unterscheiden lernen und dass wir die Begleitumstände ihres Kommens feststellen können … Wenn jemand die wilden Dämonen durch Erfahrung kennenlernen und eine Fertigkeit (im Umgang mit) ihren Tücken erwerben will, dann achte er auf die Gedanken, mache sich ihr Zunehmen und ihr Nachlassen, ihre Verflechtungen und ihre Zeitpunkte deutlich und welche jene Dämonen sind, die dieses (oder jenes) tun, und welcher Dämon auf welchen folgt und welcher welchem nicht folgt … Wir müssen das tun, bevor sie uns aus unserer Geistesverfassung bringen.«*

*Wüstenvater Evagrius Ponticus (Hrsg. Gabriel Bunge): Der Praktikos

2

Diese Zeilen wird nie jemand lesen. Am 21.12. werde ich den Laptop, bevor ich in den Wald gehe, zerstören. Eigentlich wollte ich gar keinen Rechner mit auf die Reise nehmen. Heute aber habe ich beschlossen, es doch zu tun. Das Auto ist bereits vollgepackt. Kleidung für den Sommer, einige Wintersachen, Bettwäsche für das Blockhaus, ein paar Kisten Wein, Lebensmittel. Das Blockhaus habe ich gestern gebucht, bis Ende des Jahres. Morgen in der Frühe fahre ich los.
Warum schreibt Philipp mir genau jetzt so eine Mail? Wenn ich mich recht erinnere, haben wir noch nie über Selbsttötung gesprochen.
Wie unwohl ich mich hier in meiner Wohnung fühle. Sie will mich nicht mehr. Sie weist mich ab. Fünfzehn Jahre habe ich hier gewohnt. Und jetzt sagt sie: »Geh! Die Menschen haben mich für das Leben gebaut, nicht für den Tod. Geh! Und nimm all deine Erinnerungen mit!« Aber ich wehre mich gegen die Erinnerungen. Ich will sie nicht. Sie machen mir das Herz schwer.
Wie oft ich mit Philipp auf dem Balkon gesessen habe! Er wird gut weiterleben. Er wird zunächst schockiert sein, ja, er wird weinen und fluchen, aber dann wird er meinen Entschluss respektieren. Er wird verstehen, dass er folgerichtig war. Soll ich ihm einen Brief hinterlassen? Nein! Es ist jämmerlich, sich zu erklären. Die Handlung erklärt sich selbst.
Würde es mir jetzt besser gehen, wenn es Philipp nicht gäbe? Ich glaube, ja. Mein Gott, wie ich ihn liebe! So überwältigend habe ich das noch nie empfunden. Doch! Damals, als er mit dem Tode rang. Ist der Tod in meiner Nähe, scheine ich das Leben klarer zu sehen. Damit unterstelle ich, dass die Liebe ein Ausdruck des Lebens ist. Wie denn aber, wenn

es anders wäre? Vielleicht ist die Liebe ein Ausdruck des Todes? Ohne den Tod keine Liebe, ohne die Liebe keinen Tod.

Am Abend vor Hansens Abreise klingelt es bei ihm. Das ist ungewöhnlich, denn seine Freunde oder Bekannten melden sich immer vorher an, niemand kommt spontan vorbei. Soll er öffnen? Er ist mittlerweile so menschenscheu geworden, dass ihm vor jeder Begegnung graut. Wenn er jetzt öffnet, muss er reden, und der Besucher wird sich über den Zustand der Wohnung wundern. Es klingelt erneut, diesmal sogar drei Mal hintereinander. Man wird das Licht in seiner Wohnung gesehen haben. Von seinen Fenstern aus kann er nicht zur Eingangstür im Erdgeschoss schauen. Es gibt keine Gegensprechanlage. Vor seiner Etagentür steht niemand, er würde es durch das milchige Glas der Tür erkennen können. Auch das Licht im Hausflur ist nicht an. Hansens Herz schlägt schneller. Nein, er wird nicht öffnen! Warum auch? Kein Gespräch würde ihm gelingen, und wer weiß, vielleicht würde er durch sein befremdliches Verhalten sogar Misstrauen wecken.

Es klingelt erneut. Vier Mal Sturm. Das gab es noch nie. Ist etwas passiert? Brennt es? Ist ein Gasrohr geplatzt? Steht vielleicht die Polizei vor seinem Haus? Ist irgendetwas mit Philipp? Im Treppenhaus herrscht Ruhe und es ist immer noch dunkel, Hansen horcht an der Tür. Gar nichts zu hören. Dann geht das Licht an, von oben (Hansen wohnt im dritten Stock) läuft jemand schnell nach unten, an seiner Tür vorbei. Gesprächsfetzen im Treppenhaus unten, und dann hört Hansen, wie jemand von unten nach oben steigt. Das Holz der Stufen knarrt bei jedem Schritt. Erster Stock, zweiter Stock … Ist es eine Person, oder sind es zwei Personen? Dritter Stock. Es scheint eine Person zu sein. Die Person steht vor seiner Tür und klingelt jetzt hier. Einmal, lange. Dann noch einmal.

»Hansen! He! Was ist los, warum machst du nicht auf? Hier wartet eine Flasche Wodka vom Feinsten auf dich!«

Kay! Das ist Kays Stimme, kein Zweifel. Kay hat Hansen noch nie besucht, immer haben die Männer sich in Kays Atelier getroffen. Ihn kann Hansen nicht vor der Tür stehen lassen. Das geht nicht, das will er nicht. Er käme sich feige und ziemlich blöd vor. Er wird jetzt nicht schauspielern, soll Kay ihn so sehen, wie er sich gerade fühlt, egal welche Folgen das Ganze haben wird. Hansen macht die Tür auf. »Komm rein!« Die Männer umarmen sich. Kay, der schlaksige Zweimeterhüne, ist der einzige Mann, neben Philipp, den Hansen gern und herzlich umarmt.

»Mann, sieht es bei dir aufgeräumt aus, als würde hier keiner wohnen«, sagt Kay, nachdem er in Hansens Wohnung ein wenig umhergegangen ist.

»Ja, ich habe Ordnung in mein Chaos gebracht, ich werde morgen für ein halbes Jahr auf Reisen gehen, nach Schweden.«

»Was!? Ein halbes Jahr? Und sagst mir kein Wort?! Bist du bei Sinnen? Wann hätte *ich* davon erfahren?«

Kay ist sichtlich überrascht, vielleicht sogar etwas enttäuscht.

»Hol Gläser, Hansen! Das muss ich erstmal runterspülen!«

Demonstrativ stellt er die mitgebrachte Wodkaflasche auf den Tisch und lässt sich in Hansens großes Sofa fallen. Hansen holt die Gläser, setzt sich neben seinen Freund, schenkt reichlich ein und dann trinken sie zusammen.

Obwohl Kay exzentrisch ist und selbst gern redet, so hat er doch ein feines Gespür für Menschen, Situationen und Stimmungen. Dass irgendetwas mit Hansen nicht stimmt, scheint er schon an der Tür bemerkt zu haben. Er schaute seinem Freund einen Tick zu lange in die Augen. Jeder kennt den anderen ziemlich gut. Jeder hat in den letzten Jahren mehr als einmal in den Orkus des anderen blicken dürfen. Sie haben sich nie etwas vorgemacht. Hansen weiß zum Beispiel von Kays Drogenexzessen, von seinem Medikamentenmissbrauch und von seinen sexuellen Obsessionen. Kay weiß von Hansen, dass er das Berliner Finanzamt um einen beachtlichen Betrag geprellt hat. Was Hansen im Nachhinein sehr bereut. Aber getan ist getan. Und von einer nachträglichen Anzeige hatte Hansens Steuerberater abgeraten. Dafür sei es einfach zu lange her. Und Kay weiß um die vielen inneren Kämpfe, die Hansen in den vergangenen Jahren ausgefochten hat, um seine Überheblichkeit, seine Eitelkeit und seinen überhöhten Ehrgeiz in den Griff zu bekommen. Dass Hansen schon vor geraumer Zeit angefangen hat, sich aus dem Leben zurückzuziehen, ja sich von ihm zu verabschieden, hat er seinem Freund allerdings nicht erzählt. Oder genauer gesagt: Er hat Kay von seiner Lebenslangeweile und seinem zunehmenden Desinteresse an den Geschehnissen der Welt in der Weise erzählt, wie es bisweilen Künstler, Bohemiens oder Intellektuelle tun. Die Dramatik aber, die dahintersteckt, hat Hansen geschickt verschleiert, Kay konnte sie nicht sehen. Außerdem wollte Hansen die wenigen Stunden mit Kay nicht durch nihilistische Diskussionen verschatten.

»Fahr einen Tag später«, sagt Kay, »und lass uns noch einen guten Abend miteinander verbringen. Wenn wir saufen, kannst du morgen nicht Auto fahren. Was meinst du?«

»Nein ... ich weiß nicht ... es ist alles vorbereitet, und ich habe ein Ticket für die Fähre nach Trelleborg, die Fahrt ist fest gebucht.«

»Kannst du umbuchen!«

Es geht hin und her. Hansen will die Abfahrt nicht verschieben, so gern er auch mit Kay zusammen ist. Innerlich hat er ihm ja schon adieu gesagt. Es befremdet ihn, seinen Freund noch einmal zu sehen. Er hat das Gefühl, einer Person aus seiner Vergangenheit in die Augen zu

blicken. Wäre er doch schon einen Tag früher gefahren! Nun aber sitzt er in seiner fast leeren, toten Wohnung mit einem Menschen aus seinem vergangenen Leben, mit dem er schon abgeschlossen hat, und soll sich betrinken. Das ist alles falsch, und plötzlich fühlt sich Hansen elend, aber er weiß nicht, wie er sich aus dieser Lage befreien könnte.
»Willst du denn wirklich nach Schweden?«, fragt Kay unvermittelt.
»Natürlich! Wo sonst hin?!«
»Warum hast du mir das nicht erzählt?«
»Ich hätte dir von dort oben geschrieben.«
»Warum willst du so lange bleiben?«
»Ich habe keine Lust auf Berlin, im Moment.«
»Und dann gehst du gleich ein halbes Jahr in die Wildnis?«
»Ja.«
»Warum?«
»Ich brauche Abstand und will Ruhe, mich hält hier nichts.«
»Aber du wirkst nicht gerade wie jemand, der eine tolle Reise vor sich hat und der sich auf ungewöhnliche Monate inmitten großartiger Natur freut.«
»Nein, auf das, was vor mir liegt, freue ich mich auch nicht. Ich habe mich ganz einfach zu der Reise entschlossen – und nun mache ich sie auch.«
»Ich werde nicht schlau aus dir … Komm, schenk ein, lass uns noch einen trinken.«

Beide Männer sitzen schweigend auf dem Sofa und trinken. Das ist ungewöhnlich. Denn normalerweise reden sie immer sehr viel, wenn sie zusammen sind. Zudem hält sich Hansen mit dem Trinken zurück. Er will auf jeden Fall morgen fahren, ein Aufschub kommt nicht in Frage. Dann erzählt Kay ein wenig von einem Kunden, dem er für viel Geld ein Bild verkauft hat, und von einer Kunstkritikerin, die er sexy, aber doof findet. »Warum hängt eigentlich in deiner Wohnung kein Bild von mir?«, fragt Kay, und Hansen weiß sofort, dass er das nicht ernst meint, weil Kay sich selbst und auch seine Kunst nur wenig ernst nimmt. Er malt, weil ihm danach ist und weil er damit etwas Geld verdienen kann. Hansen hat Kay oft beneidet, und jetzt, in diesem Moment, tut er es wieder. Denn Kay ist ein Lebenskünstler. Nie wird er von grundloser Schwermut geplagt, nie hat er das Leben als langweilig oder gleichförmig empfunden. Zumindest äußerst selten. Und dennoch scheint er Verständnis für die Unterwelten des Menschen zu haben. Das hat Hansen oft bemerkt, obwohl Kay kaum über solche Sachen sprach. Aber ab und zu machte er eine Bemerkung oder stellte eine unerwartete Frage, die Hansen aufhorchen ließ. Auch liebt Kay Rilke und Dylan Thomas. Viele seiner Bilder hat er nach Gedichten von Rilke oder Thomas benannt. Wer diese beiden Dichter verehrt, weiß um die dunklen Geheimnisse der menschlichen Seele und ihre bisweilen verschlungenen Wurzeln.

»Licht bricht, wo keine Sonne scheint;
Wo kein Meer wogt, drängt das Herzwasser
Seine Gezeiten herein ...«*

Als junger Mann hätte Kay eine glänzende Karriere machen können. Seine Uni-Abschlüsse waren brillant, die Welt stand ihm offen. Bei einer mündlichen Bewerbung im Auswärtigen Amt (er hatte kurz von einer Laufbahn als Botschafter geträumt) wurde er gefragt, wie man einen *General* und wie man einen *Kardinal* anredet. Kay antwortete: *Mit dem Ersten würde ich gar nicht erst reden, und den Zweiten würde ich duzen*.

Damit war seine Karriere im diplomatischen Dienst beendet. Da gibt er lieber mittellosen ausländischen Jugendlichen Deutschkurse an der Volkshochschule.

*Dylan Thomas: Licht bricht, wo keine Sonne scheint

Seit einer Stunde ist Kay nun schon bei Hansen, aber ein richtiges Gespräch kommt nicht in Gang, etwas Fremdes steht zwischen den Männern.
»Gut«, sagt Kay, »nimm den restlichen Wodka mit auf deine Reise, ich werde dann gleich abhauen.«
Hansen nickt und schweigt.
»Hast du dein Gepäck schon im Auto? Oder soll ich dir helfen, noch etwas runterzutragen?«
»Es ist schon alles unten.«
»Wann genau wirst du wieder zurück sein?«
Hansen schweigt.
»Na, so ungefähr?«
Hansen schweigt weiter.
»Ich werde nie mehr zurückkommen ...«
Kay wird bleich.
»Wie meinst du das?«
»Ich werde mir in Schweden das Leben nehmen.«
Kay schweigt und ist schneeweiß.
»Warum?«
»Ich will nicht mehr, es ist vorbei.«
»Bist du krank?«
»Nein.«
»Warum willst du nicht mehr?«
»Die Angst vor dem Tod ist geringer als die Last zu leben.«
»Das verstehe ich nicht.«
»Kay, ich bin anders als du. Ich empfinde keine Freude mehr und bin ohne Hoffnung. Ich habe mein Leben gelebt. Es gibt nichts mehr zu tun. Was jetzt noch kommen könnte, wäre eine Monotonie, eine endlose Wiederholung, also bleierne Langeweile und Lähmung. Der Tag meines Todes wird mindestens so gut sein wie der Tag meiner Geburt.«
»Warum Schweden?«
»Ich will besoffen im Schnee sterben, bei großer Kälte. Außerdem mag ich das Land sehr, du weißt es.«
»Aber jetzt ist es nicht kalt dort.«

»Ja, ich habe noch etwas Zeit. Die letzten Lebensmonate möchte ich in großer Natur zubringen. Als Todestag habe ich meinen Geburtstag ausgewählt.«

»Der 21. Dezember, dein sechzigster ...«

»Ja.«

Kay sitzt wie versteinert auf dem Sofa, ist immer noch aschfahl und hält mit beiden Händen sein Wodkaglas fest umklammert.

»Willst du bis zum 21. Dezember herumreisen?«

»Nein, ich habe ein Blockhaus gemietet. Ungefähr zehn Kilometer von dem Dorf entfernt, das ich schon oft besucht habe.«

Die Männer schweigen. Hansen schaut Kay an. Was wird Kay jetzt tun? Wird er versuchen, Hansen von seinem Vorhaben abzubringen, wird er reden, argumentieren, wird er ihm das Leben schönreden? Oder wird er ihn gleich verurteilen und niedermachen: *Wie kannst du dich einfach wegwerfen, ohne wirklichen Grund?*

»Und Philipp?«, sagt Kay nach längerer Gesprächspause.

»Er weiß natürlich nichts, niemand weiß etwas. Es wird schlimm für ihn. Irgendwann wird er mich verstehen.«

Kay sagt nichts.

»Soll ich nur wegen ihm, der sein eigenes Leben hat, weiterleben?«

»Hast du lange genug gesucht, geschaut, gehorcht? Was es mit dem Leben auf sich hat, ist oftmals nicht so leicht zu erkennen.«

»Ich werde sechzig. Ich denke, das ist lange genug.«

»Kennst du den Dämon Trägheit?«

»Was soll das denn?«

»Ich kenne mich mit den Dämonen sehr gut aus, das weißt du.«

»Ich war lange genug Sisyphos. Ich will nicht mehr. Ich habe meine Aufgaben erfüllt, und ich habe kein Interesse mehr am Glück.«

Kay stellt sein Glas zurück auf den Tisch. Er spürt die tiefe Entschlossenheit seines Freundes. Und er empfindet eine so große Nähe zu Hansen wie niemals zuvor in den Jahren ihrer Freundschaft.

»Und du glaubst, ich lasse dich jetzt so einfach gen Schweden ziehen?«, sagt Kay.

»Ja, ich erwarte es von dir. Gerade von dir. Du bist mein Freund, der einzige Freund, den ich habe. Stehe zu mir, auch wenn du alles völlig anders siehst. Billige mein Handeln nicht, aber respektiere es!«

»Und ich soll schweigen? … Auch Philipp gegenüber?«

»Das fragst du noch?«

»Du mutest mir viel zu!«

»Ich würde dasselbe für dich tun.«

Gesprächspause.

»Und bitte, bemitleide mich nicht«, sagt Hansen. »Ich bin weder traurig noch verzweifelt, ich bin sehr ernst, ja. Das Leben beginnt ernst – und es endet ernst. Ich gehe schon seit langer Zeit als Fremder durch die Welt. Wenn die Menschen lachen, dann denke ich: *In hundert Jahren seid ihr alle verwest*, und wenn die Menschen weinen, dann denke ich: *Das Leid ist der größte Beweis für die Sinnlosigkeit unseres Seins*. Und überhaupt, mich erreicht nichts mehr. Ich schaue mir zwar das Treiben, das Handeln, das Reden noch an, aber ich habe jeglichen Bezug dazu verloren. *Die Welt ist dir egal, und du bist der Welt egal,* denke ich, *also geh! Geh! Worauf wartest du noch?!* Meine Existenz hat keinen Grund und keinen Boden mehr. Und ich bin müde. Die Jahrzehnte haben mich verbraucht. Es gibt nichts mehr, was mich an diese Welt glauben lassen könnte. Bei alldem nehme ich Philipp aus. Er ist mein Sohn, und ich liebe ihn mehr als alles. Und auch du, Kay, stehst hell über meinem Leben. Aber beide könnt ihr mich nicht zurückführen in die Hoffnung, ins Lebendige. Bitte suche nach dem 21. Dezember das Gespräch mit Philipp. Das ist meine letzte

Bitte an dich. Schildere ihm meine Lage, erzähle ihm von diesem Gespräch – und sag ihm, dass er das Größte und Schönste in meinem Leben war.«

»Warum sagst du ihm das nicht selbst?! In einem Brief!« In Kays Stimme liegt etwas Zorn.

»Ich wollte ja wortlos gehen. Mit deinem Besuch habe ich nicht gerechnet. Aber vielleicht hast du Recht. Ich könnte ihm aus Schweden, kurz bevor es geschieht, einen Brief schreiben.«

»Du kannst auch hier in der Wohnung etwas hinterlegen.«

»Ja, ich werde es mir überlegen.«

»Dies sind also die letzten Stunden, die wir miteinander verbringen ...«, sagt Kay.

Gesprächspause.

Hansen hat Kay noch nie weinen sehen. Auch jetzt weint sein Freund nicht richtig, nicht lautstark; aber ohne dass er eine Miene verzieht, ohne dass er einen Ton von sich gibt, quellen Tränen aus Kays Augen, laufen über seine Wangen und fallen auf seine helle Leinenhose, wo sie zu großen, dunklen Flecken werden. Wenn Hansen weinte, verzog sich immer sein Gesicht, er musste schluchzen und hatte dabei Atemprobleme. Kay weint völlig lautlos. Er sitzt auf dem Sofa wie eine Schaufensterpuppe, starr und kühl, und ein dicker Tropfen nach dem anderen fällt aus seinem Gesicht. Hansen ist fassungslos und tief gerührt, denn eine solche Reaktion hat er nicht erwartet. Wenn er überhaupt etwas erwartet hat. Dass Kay ihn aber so sehr in sein Herz geschlossen hat, ist ihm nicht klar gewesen. Eigentlich hatte Hansen immer gedacht, dass Kay für ihn wichtiger sei als er für Kay. Denn Kay hat eine Heerschar von Freunden, guten Freunden und sehr guten Freunden in seiner Umlaufbahn. Hansen dachte in all den Jahren, er sei nur einer von sehr vielen. Und nun dies! Hansen ist unsicher, was soll er tun? Etwas sagen? Kay umarmen? Nein, so etwas machen Frauen, er käme sich komisch da-

bei vor. Sein Herz schlägt schnell und ihn überkommt ein so tiefes und warmes Gefühl für seinen Freund, dass nun auch ihm Tränen in den Augen stehen. Und so sitzen die beiden Männer lange wortlos da. Bis Kay aufsteht und sagt: »Ich gehe jetzt. Vergiss die Flasche Wodka nicht. Aber trinke sie nicht am 21. Dezember, trinke sie vorher.« Hansen nickt und begleitet Kay zur Tür. Im Rahmen der geöffneten Wohnungstür bleiben die beiden noch einmal stehen. Jetzt umarmen sie sich, aber viel länger als sonst. Kay umfasst Hansen fest. Dann gibt Kay Hansen einen Kuss auf die Stirn, sagt aber nichts. Und auch Hansen küsst seinen Freund auf die Stirn und bleibt stumm. Kay dreht sich von Hansen weg und geht ein paar Stufen im Treppenhaus nach unten, hält dann inne, schaut zu Hansen hoch und sagt: »Ich glaube nicht an den Tod in dir. Du schaust nicht tief genug in dich hinein. Denn je tiefer man schaut, desto heller wird es. Ich stehe zu dir, was immer auch geschieht ...«
Noch ein Blick zu Hansen, und jetzt geht Kay langsam Stufe für Stufe nach unten.

Am nächsten Morgen, um halb fünf in der Frühe, fährt Hansen los. Durch das noch fast schlafende Berlin. Eigentlich wollte er den direkten Weg zur Autobahn nehmen, aber er hat noch etwas Zeit, und so fährt er zu einem seiner Lieblingsorte in Berlin: Brandenburger Tor, Pariser Platz. Tausendmal ist er in seinem Leben schon dort gewesen. Meistens, wenn wenig Touristen anzutreffen waren. Als junger Mann stand er so oft auf der Westseite des Tores, schaute hinüber über die Mauer, in die sozialistische Ödnis, und hätte im Traum nicht daran gedacht, den Fall des Eisernen Vorhangs noch erleben zu können. Und dann, als die rote Diktatur so plötzlich und für ihn unerwartet zusammenbrach, konnte er das Glück kaum fassen. Er befand sich tagelang in einem rauschähnlichen

Zustand und wurde zugleich von der Angst gepeinigt, dass doch noch etwas dazwischenkommen könnte, dass die Ereignisse wieder zurückgedreht würden, dass es doch noch zu gewalttätigen Ausschreitungen kommen könnte. Nichts dergleichen aber geschah, Ostdeutschland und Berlin waren frei und Hansen ging zum ersten Mal in seinem Leben durch das Brandenburger Tor. Für ihn war das ein historischer Moment.

In den folgenden Jahren beobachtete er ganz genau, wie der Pariser Platz wieder neu entstand, wie er prächtig und wichtig wurde und bald schon an die großen alten Zeiten anknüpfen konnte. Er sah, wie das Hotel Adlon im alten Stil Etage für Etage wieder aufgebaut wurde, wie Nebenbauten in moderner Architektur entstanden, wie die Franzosen und schließlich die Amerikaner mit ihren repräsentativen Botschaften die letzten Baulücken des Platzes schlossen. Genau vor der französischen Botschaft steht seine Lieblingsbank. Hier hat er schon ungezählte Male gesessen. In warmen Sommernächten, an milden Nachmittagen im Dezember – und im Mai oder Juni, wenn die Luft vor Lindenblütenduft schwer und frühlingswarm über den Platz waberte. Von dort kann man bestens das Treiben vor dem Adlon beobachten und ebenso die vielen Menschen aus aller Welt, die es magisch zu diesem Platz hinzuziehen scheint. Jetzt jedoch ist er fast menschenleer. Hansen sitzt auf *seiner* Bank, es dämmert und ein kühler, leichter Morgenwind weht ihm ins Gesicht. So kennt er diesen Platz nicht. Es ist seltsam, wenn man zum letzten Mal etwas bewusst anschaut. Er wird nie wieder das Hotel Adlon sehen, nie wieder die Quadriga, alles hier wird er nie wieder sehen. Hansen denkt an seine letzte Liebe, seine letzte Verliebtheit. Sophie starb kurz nachdem er sich von ihr getrennt hatte, an den Folgen einer Blutvergiftung. Sie hatte diese Bank auch gemocht. So manchen Abend im Sommer waren sie spazieren gegangen und saßen dann hier bis weit nach Mitternacht. Sophie hatte immer Angst vor dem Tod gehabt. Hansen hat keine Angst. Wie einen ewigen, traumlosen Schlaf stellt er sich den Tod vor. Und das Schöne ist, er weiß dann ja gar nicht, dass er ewig schläft. Der Tote weiß nicht, dass er tot ist. Das ist toll, das beruhigt Hansen sehr. Wie aber wird der ganz kurze Moment sein, wenn der Tod eintritt? Aber das ist letztendlich auch egal. Denn danach kann er sich an diesen Moment ja nicht mehr erinnern. Sophie soll sehr gelitten haben. Das hat eine gemeinsame Freundin Hansen nach Monaten erzählt. Der Notarzt sei viel zu spät gekommen und Sophie habe auf ihrem Bett gelegen, mit weit aufgerissenen Augen. Sie soll lauthals geschrien haben, dass sie nicht sterben will, immer und immer wieder, bis sie jämmerlich erstickte.

Ein Arbeiter mit einer Kehrmaschine fährt an Hansen vorbei. Er grüßt den Mann, und dieser winkt Hansen zu. Wäre Hansen jetzt gern der Mann auf der Kehrmaschine? Vielleicht. Der Mann sieht lebensfroh aus, etwa dreißig Jahre alt, eigentlich ganz hübsch. Vielleicht hat er eine Frau zu Hause, vielleicht schon ein Kind, und vielleicht freut er sich auf seinen Feierabend später oder auf irgendetwas anderes. *Aber man darf das eigene Leben nie mit dem Leben eines anderen vergleichen,* denkt Hansen. Jeder ist anders verwurzelt, jeder hat seine eigenen Lebenslinien, auf denen er gehen muss, jeder hat einen anderen Abgrund, in den er zu stürzen droht, und niemand kann sich letztendlich in einen anderen Menschen hineinversetzen. Jeder ist allein …

»…
Voll von Freunden war mir die Welt,
Als noch mein Leben licht war;
Nun, da der Nebel fällt,
Ist keiner mehr sichtbar.
…
Seltsam, im Nebel zu wandern!

Leben ist Einsamsein.
Kein Mensch kennt den anderen,
Jeder ist allein.«*

Man kann hören, wie die Stadt erwacht. Und tatsächlich reist um diese frühe Stunde schon ein Hotelgast an. Ein riesiger schwarzer Bentley Mulsanne rollt langsam vor den Haupteingang des Adlons. Der Fahrer steigt aus, geht um den Wagen herum und öffnet die hintere rechte Tür. Zunächst passiert nichts, dann aber sieht Hansen eine elegant gekleidete Frau aus dem Auto steigen, sie spricht kurz mit ihrem Fahrer und in diesem Moment kommt ihr schon ein Hotelangestellter entgegen, begrüßt sie unterwürfig und geleitet sie in das Hotel hinein.

Wäre Hansen jetzt gern im Leben dieser Frau? Ja, vielleicht, um sich dort mal ein wenig umzuschauen. Aber Hansen weiß, dass die Reichen meist mehr verstrickt sind in Abhängigkeiten, Erwartungen und Verblendungen als die weniger Begüterten. Also würde er schon nach ein paar Tagen das Leben der reichen Lady aus dem Mulsanne wieder verlassen wollen, da ist er sich sehr sicher. Was macht wohl Kay gerade in diesem Moment? Schläft er tief? Das ist nicht sicher, denn Kay malt oft die Nächte durch und schläft äußerst unregelmäßig. Und Philipp? Ja, der wird noch schlafen. Auch Philipp mag diesen Platz sehr. Jedes Mal, wenn Philipp in Berlin war, ist Hansen mit ihm hierhergegangen. Auch damals, kurz nach seinem Nahtoderlebnis.

»Ich war noch nie tot«, hat er auf dieser Bank zu Hansen gesagt.

»Wie meinst du das?«

»Ich war nie nichts! Auch vor meinem Leben nicht. Ich war schon immer da – aber das war nicht ich, wie du mich heute kennst.«

*Hermann Hesse: Im Nebel

Hansen hat damals geschmunzelt. Esoterik. Er hat seinen Sohn wie einen geistig Angeschlagenen betrachtet, der die Folgen seines Unfalls noch nicht verkraftet und verarbeitet hatte. Hansen mag nicht weiter an Philipp denken, es bricht ihm das Herz. Allerdings schreibt er ihm eine Mail, dass er schon heute gen Norden aufbricht. Hansen schaut auf die Uhr. Er muss los. Adieu, Brandenburger Tor, adieu, Berlin. Noch ein letzter Blick, und er geht zu seinem Auto. Kein Mensch begegnet ihm. Auf den Straßen allerdings beginnt allmählich der Berufsverkehr. Jeden Morgen dasselbe, jeden Abend dasselbe, zumindest werktags. Und niemand nimmt von dem anderen Notiz. Hansen fährt schnell und ohne weitere Blicke für die Umgebung zur Autobahnauffahrt.

Richtung Rostock. Von dort startet die Fähre. Er fühlt sich zerschlagen und müde. Letzte Nacht hat er kaum geschlafen. Keine gute Voraussetzung für eine so weite Reise. Die Begegnung mit Kay geht ihm nicht aus dem Kopf. Wie auch?! Und auch jetzt auf der Autobahn spielt er die Begegnung von gestern Abend immer wieder durch.

War es richtig, dass er Kay von seinem Vorhaben erzählt hat? So entschlossen war er gewesen, es niemandem zu erzählen. Und dann macht er es doch! Wie hätte er sich verhalten, wenn Kay ihm eine solche Tat angekündigt hätte? Was genau hat Kay mit seinen letzten Sätzen gemeint?

Die Überfahrt nach Trelleborg wird ungefähr sieben Stunden dauern. Währenddessen kann er etwas schlafen. Das muss er auch, denn in diesem Zustand kann er nicht lange Auto fahren. Schon jetzt spielt sein Kopf verrückt. Die Gedanken rasen nur so durch sein Gehirn. *Das macht die Müdigkeit,* denkt er. Etwa zweieinhalbtausend Kilometer liegen vor ihm. Früher ist er gern weite Strecken mit dem Wagen gefahren, jetzt allerdings hat er fast Angst vor den vielen eintönigen Stunden allein im Auto. Hansen hält auf einem Rastplatz kurz an. Er steigt aus und öffnet seinen Kofferraum. Dort hat er eine kleine Kiste mir Hörbüchern verstaut. Sie werden ihn über die Zeit und über die Kilometer retten.

»Seit geraumer Zeit läuft meine Empathie auf seltsamer Spur. Früher irgendwann hatte ich mir mal vorgestellt, der nahe Tod würde möglicherweise Hass auslösen, Hass auf die Welt. Neid auf die Überlebenden, vielleicht sogar den Wunsch, noch einmal Amok zu laufen und möglichst viele mitzunehmen … Aber das Gegenteil ist der Fall. Ich kann kein Käferlein mehr im Hausflur entdecken, ohne es mit dem Finger zu nehmen und draußen auf einen Grashalm zu setzen. Zur gleichen Zeit durchströmt mich diffuses Glücksgefühl, wenn eine Boulevardschlagzeile den Tod eines im Eis ertrunkenen Zweijährigen vermeldet. Es dauert ein paar Sekunden, bis mir einfällt, wie schlimm es für die Eltern ist. Aber für das Kind ist es das Beste. Der oft und vermutlich zu Recht kritisierte Satz, das Leben sei der Güter höchstes nicht, ich würde ihn jetzt unterschreiben. Was ist das größte Glück? Bewusstlos zu sterben, und ein unauffällig in den Nacken gehaltenes Bolzenschussgerät entspricht diesem Glück sonderbarerweise genau. Klingt alles irgendwie inkonsistent, auch für mich selbst, was offensichtlich daher rührt, dass ich von zwei Positionen aus argumentiere; aus alter Gewohnheit noch aus der Position des Lebenden, der mit wachsender Rührung jede Äußerung belebter Materie betrachtet; zugleich aus der Perspektive, die das Ganze im Blick hat und sich nichts sehnlicher wünscht, als zum Ende zu kommen. Tatsächlich spüre ich mehrmals am Tag meine Perspektive umschlagen, manchmal im Minutentakt, was sehr anstrengend ist. Synthese findet nicht statt.«*

*Wolfgang Herrndorf: Arbeit und Struktur

Nebel vor Rostock. So stark, dass Hansen auf den Seitenstreifen der Autobahn fährt, um dort fast im Schritttempo weiterzurollen. Solche Situationen hasst Hansen. Er weiß um die Unvernunft der Menschen, ihre Selbstüberschätzung und ihren Wahnsinn. Er fährt seit Jahrzehnten Auto, und schon so oft hat er Fahrzeuge mit irrwitzigen Geschwindigkeiten in Nebelbänke hineinrasen sehen. Hansen hält verkrampft sein Lenkrad fest und hat Angst. Wie absurd! Wovor hat er eigentlich Angst? Vor einem Unfall!? Einem tödlichen Unfall? Auf diese Weise könnte er sich die weite Fahrt nach Schweden und die ganze damit verbundene Inszenierung sparen. Ja, so kann man es sehen. Aber Hansen hat in erster Linie Angst vor einem Unfall, der schwere Verletzungen zur Folge hätte. Das wäre für ihn die Hölle, in seinem jetzigen Zustand hilflos in einem Krankenbett zu liegen. Im immer dichter werdenden Nebel taucht ein Hinweisschild auf: Parkplatz 500 Meter. Dort fährt er ab. Es scheint ein kleiner Platz zu sein, vielleicht sogar ohne Toiletten-Häuschen. Hansen kann außer einem LKW und einem Kleinwagen nichts erkennen. Er stoppt, schaltet den Motor aus, atmet tief durch. Hat er noch Zeit? Ja. Aber er darf die Fähre nicht verpassen! Er öffnet die Tür und steigt aus. Kalter, heller Nebel; von der Autobahn hört er Motorengeräusche, er sieht fast nichts. Er entfernt sich ein paar Meter von seinem Wagen, und sofort verschwindet das Auto im Dunst. *Wie verrückt*, denkt Hansen, er fährt zum Sterben – und steht schon am Anfang der Reise orientierungslos mitten im Nebel. Würde er nichts hören, er hätte das Gefühl, in eine andere Wirklichkeit gefallen zu sein. Aber vielleicht sind die Geräusche gar nicht real. Vielleicht gibt es die Welt, so wie er sie kennt, gar nicht (mehr). Vielleicht ist alles Illusion. Auch der Nebel. Auch er. Ebenso seine Vergangenheit. Darüber kann man verrückt werden. Existiert der Mond auch dann, wenn keiner ihn anschaut?

Gedankenspiel: Wäre Hansen eine Radiowelle, welches Weltverständnis hätte er dann? Was würde er wahrnehmen, was nicht? Oder: Etwa vier Kilometer tief in der Erde, bei Probebohrungen, haben Wissenschaftler in uralten unterirdischen Seen Fadenwürmer entdeckt. Wäre Hansen einer dieser Fadenwürmer, wie würde er die Welt sehen und deuten? Wäre der unterirdische See sein Weltall? Und dann die Sache mit dem Ich. Zeit seines Lebens hat er Fragen nach dem Ich verdrängt, zur Seite geschoben, sich geweigert, darüber näher nachzudenken. Philipp hat immer wieder Andeutungen gemacht und darüber gesprochen. Aber was ist Ich? Wer ist Hansen? Kann man überhaupt ein dauerhaftes Ich voraussetzen? Wie viele Varianten des Ichs gibt es? Was verbirgt sich hinter dem Ich? Was macht einen Menschen aus? Welches Hansen-Ich fährt jetzt eigentlich gerade nach Schweden, um sich zu töten?

Hansen friert etwas. Er versucht zurück zum Auto zu gehen. Und es gelingt ihm. Der Nebel ist etwas lichter geworden. Soll er weiterfahren? Ja, es wird gehen, zunächst mit gedrosselter Geschwindigkeit. Weit ist es ja nicht mehr.

Brief an meine toten Eltern.

Liebe Mutter, lieber Vater, wie oft ihr mir vom Krieg, von der Flucht und der Nachkriegszeit erzählt habt! Ich habe es mir angehört, ich habe Fragen gestellt. Aber ich war so sehr mit meinem Leben, meiner Gegenwart, meinen Sorgen und Plänen beschäftigt, dass ich mich nie wirklich in das hineingefühlt habe, was ihr geschildert habt. Das muss ich ohne Wenn und Aber zugeben. Erst jetzt, am Ende meines Lebens, meine ich eine Ahnung davon zu bekommen, was ihr damals mitgemacht habt und wie sehr euch die Geschehnisse geprägt haben. Dass ihr überhaupt danach euer Leben so gut habt meistern können, ist mehr als beeindruckend. Ihr seid nicht zerbrochen, ihr habt nicht Betäubung im Alkohol gesucht, ihr habt euch nicht das Leben genommen. Wir müssen nach vorne schauen, das waren so oft eure Worte, und ihr habt getan, was getan werden musste. Sicher, es gab Bitterkeit, die ist mir schon als kleines Kind bei euch aufgefallen, es gab Zorn, und es fielen hin und wieder ungerechte Worte. Aber heute ist mir klar, worauf all das zurückzuführen war. Und alles sei euch mehr als verziehen.

Mutter, ich habe keinen gütigeren Menschen in meinem Leben getroffen als dich; und das Böse selbst konnte das Gute in dir nicht brechen. Mein Bruder Karl, erst ein paar Monate alt, ist während der Flucht aus Ostpreußen in deinen Armen erfroren und du musstest ihn in den Schnee legen und einfach zurücklassen. Es war so kalt, dass man ihm kein kleines Grab schaufeln konnte, und vermutlich hättet ihr die Zeit dafür auch nicht gehabt. Denn die Russen waren euch auf den Fersen. Ihr musstet weiter und weiter.

Als ich fünfzehn Jahre alt war, hast du mir zum ersten Mal von den Ungeheuerlichkeiten erzählt, über die du bis dahin geschwiegen hattest. Ich weiß es noch genau, wir beide saßen allein im Garten, es war ein warmer Julinachmittag und ich hatte Sommerferien. Du erzähltest, dass die Russen euch eingeholt hatten und ihr nicht entkommen konntet. Und dann sagtest du den Satz, der mich ein ganzes Leben begleitet hat: »Ich weiß gar nicht mehr, wie viele Russen über mich gerutscht sind. Ich habe die Augen zugemacht und gebetet: *Lieber Gott, lass mich doch sterben, lass mich doch bitte sterben.*« Ich war schockiert, aber natürlich habe ich das Ausmaß deines Unglückes damals nicht begriffen. Damit aber nicht genug. Dein Herz war wohl an jenem Nachmittag so schwer, dass du sprechen musstest, es brach einfach so aus dir heraus. Ich saß still neben dir und hörte nur zu. Du erzähltest weiter: »An einem frühen Morgen haben uns die Russen gezwungen, tote deutsche Soldaten so zu zerhacken, dass sie in eine Grube passten. Wir mussten alle mitmachen, auch die Kinder …«

Ich glaube, es tat dir gut, dies endlich einmal auszusprechen. Als ich zu weinen anfing, hast du mich in den Arm genommen und gesagt: »Es war Krieg, Junge, so was haben die Deutschen den Russen auch angetan. Der Krieg ist ein Fluch. In Russland wird es genauso viele weinende Menschen gegeben haben wie bei uns in Deutschland.«
Du warst ohne Hass! Ich liebe und verehre dich dafür in alle Ewigkeit.
Und Vater, du bist durch die Kriegshölle gegangen. Deinem besten Freund Ferdinand ist der Kopf zerschossen worden, während er dicht neben dir stand. Alles sei zerplatzt und auseinandergeflogen, hast du immer erzählt, Ferdinand sackte ohne Kopf vor deine Füße, Teile seines Gehirns klebten an deiner Uniform. Und dann warst du drei Jahre in Sibirien, in Gefangenschaft. Gefoltert haben die Kommunisten dich, ihr musstet das Fleisch eines toten Kameraden essen, und als du endlich zurückkamst nach Deutschland, konntest du nicht mehr sprechen, das Leid hatte deine Stimme gelähmt. Erst nach drei Jahren kamen die ersten Worte wieder. Und auch dir hätte ich jeden Hass vergeben. Aber du hast nicht gehasst. Du hast gesagt: »Die Teufel waren Hitler und Stalin. Die Völker tragen keine Schuld, die Völker wollen Frieden.« Und so vergingen die Jahre. Oft habe ich gespürt, dass die Schwermut auf euren Herzen lag. Ich habe sie ignoriert oder, noch schlimmer, ich war deswegen manchmal sogar ungeduldig oder unfreundlich. Bitte vergebt mir! Ich habe mich nicht genug in euch hineinversetzt. Und dafür schäme ich mich sehr! Im Vergleich zu euren Leben war mein Leben ein komfortabler Spaziergang. Früher habe ich das nicht so gesehen. Erst das Alter hat mir die Augen geöffnet. Und nun stehe ich vor der letzten und vielleicht größten Herausforderung meines Lebens. Würdet ihr mich verstehen?

Nach zwei Stunden in der Warteschlange, es hat unerwartete Verzögerungen gegeben, fährt Hansen endlich auf die große Fähre. Als das Schiff ablegt, blickt er ein letztes Mal zurück, nach Deutschland.

3

»Dies ist die Zeit, von der geschrieben steht: Man wird Rechenschaft von dir fordern darüber, wie du die ganze Zeit, die dir gegeben worden ist, verwendet hast. Es ist auch durchaus richtig, dass du Rechenschaft darüber ablegen musst, denn der kleinste Augenblick ist weder länger noch kürzer, sondern gleich lang wie eine einzige Regung, die in der Hauptwirkkraft deiner Seele, nämlich dem Willen, entsteht. Denn ebenso viele Willensakte und Wunschvorstellungen sind in einer Stunde in der Willenskraft möglich und tatsächlich vorhanden, wie es kleinste Augenblicke in einer Stunde gibt ... Gehe deshalb sorgsam mit der Zeit um und sieh zu, wie du sie verwendest; denn nichts ist kostbarer als die Zeit. In einem einzigen Augenblick, so kurz er auch ist, kann man den Himmel gewinnen und verlieren ... Die Zeit ist für den Menschen geschaffen und nicht der Mensch für die Zeit.«*

Hansen sitzt erschöpft in seinem Blockhaus. Endlich ist er angekommen, im hohen Norden, in Schwedisch-Lappland. Es war eine beschwerliche Fahrt. Schlechtes Wetter, gesperrte Straßen – und sogar eine Reifenpanne hatte er, die ihn einen halben Tag aufgehalten hat. Nun aber ist er an seinem Ziel. Das Blockhaus liegt etwa einhundertzwanzig Kilometer oberhalb des Polarkreises und steht inmitten wilder Natur, an einem See. Ganz allein. Die nächste Siedlung, ein kleines Dorf, befindet sich zehn Kilometer von hier entfernt. Dort hat er den Schlüssel des Hauses vorhin abgeholt und schon im Voraus die gesamte Miete beim Eigentümer bezahlt. Jetzt wird ihn hier niemand stören. Er ist ganz auf sich gestellt. Nur zum Einkaufen

*aus: Die Wolke des Nichtwissen

muss er in das Dorf fahren – und zum Tanken. Hansen zittert beinahe vor Erschöpfung. Er sitzt am rustikalen Holztisch der Hütte und schaut hinaus auf den See. Es ist gleich neunzehn Uhr, strahlender Sonnenschein und die Außentemperatur liegt bei etwa plus 20 Grad. Im Sommer kann es in dieser Gegend manchmal richtig heiß werden, das hat Hansen schon erlebt, bis zu 30 Grad. Anfang Oktober allerdings fällt meistens schon der erste Schnee und die Temperaturen sinken unter den Gefrierpunkt. Es ist vollkommen still in der Hütte, und die Abendsonne lässt den See funkeln. Hansen hat sein Auto noch nicht ausgeladen. Warum auch? Das hat Zeit. Er steht auf und geht ein wenig in dem kleinen Holzhaus umher. Es besteht aus einem großen Raum mit Tisch, Stühlen, Sofa und einer Kochgelegenheit, einem kleineren Schlafraum und einem engen Badezimmer mit Dusche und WC. Das also ist die letzte Wohnstätte seines Lebens. Sie könnte schlechter sein. Im Grunde gefällt Hansen die Hütte. Er braucht nicht mehr. Hinter einem Vorhang entdeckt er sogar einen kleinen Kühlschrank. Das ist gut, denn er hat im Dorf Fleisch und frische Milch eingekauft. Also sollte er nun doch bald das Auto ausladen. Vorher aber will er sich ein wenig die nahe Umgebung seiner Hütte anschauen. Er geht nach draußen und erfreut sich an der guten Luft. So riecht es in Deutschland nie. Nicht einmal auf dem Land. Es sind die subarktischen Pflanzen, es ist der See und vermutlich der Schnee von den gar nicht so weit entfernten Bergspitzen des Kebnekaise: All das zusammen lässt die Luft so duften. Der See vor Hansens Hütte ist nicht sehr groß, aber groß genug, um darauf längere Bootsfahrten unternehmen zu können. Ein in die Jahre gekommenes Holzboot liegt am Ufer. Sonst, wohin Hansen auch schaut, nur Wald. Selbst seine Hütte steht unter Kiefern, der Blick ist nur zum See hin frei. Wandern wird er hier nicht können, da es außer dem schmalen Zufahrtsweg zur Hütte keinen weiteren

Weg gibt. So scheint es Hansen zumindest. Wildnis überall. Aber genau so hat er es ja gewollt. Um zu wandern, muss er wohl ein Stück mit dem Auto fahren. Zum Beispiel in die Nähe des Kebnekaise. Oder zu den Nationalparks Stora Sjöfallet oder Sarek. Will er überhaupt wandern? Was wird er während der nächsten Monate in dieser Einsamkeit tun? Ja, im Auto liegen die Hörbücher, mit denen könnte er sich beschäftigen, zudem hat er beinahe wahllos etwa zwanzig Bücher in einen Rucksack gepackt und in seinem Kofferraum verstaut. Für alle Fälle. Aber will er sich überhaupt noch mit anderen Welten und anderen Menschen beschäftigen? Warum sollte er jetzt noch ein Buch lesen, da er in ein paar Monaten ohnehin tot sein wird? Zu Hause hat er ja auch nicht mehr gelesen. Er schaut auf sein Smartphone: voller Empfang. Das wirkt auf ihn surreal. Er fühlt sich so weit weg von der Welt, den Menschen, der Zivilisation – und doch könnte er genau jetzt Philipp anrufen, einen Bekannten in den USA oder seinen Steuerberater. Soll er das Smartphone in den See werfen? Hansen entscheidet sich dagegen und beginnt nun endlich damit, das Auto auszuladen.

Mail am nächsten Morgen von Philipp:
»Hallo Paps, bist du gut angekommen? Wie geht es dir?«

Hansen:
»Ja, gestern Abend um sieben war ich endlich in der Hütte. Alles sehr schön hier. Mir geht es prächtig und das Wetter könnte nicht besser sein. Keine Wolke am Himmel. Die Hütte ist klein, aber ich habe einen tollen Blick auf den See. Der Vermieter erzählte mir, dass auch in den umliegenden Wäldern keine weitere Hütte steht. Es ist alles genau so, wie ich es wollte. Kein Mensch weit und breit. Werde nun gleich zu meiner ersten Wandertour aufbrechen, ich fahre in den Sarek. Hab einen guten Tag.«

Hansen belügt Philipp. Weder geht es ihm prächtig, noch hat er vor, heute irgendwohin zu fahren und zu wandern. Er bleibt zunächst in der Hütte. Er rechnet sich genau aus, wie lange er noch leben wird: 189 Tage. Er schreibt die Zahl auf ein weißes, leeres DIN-A4-Blatt. Diese Zahl vor Augen zu haben, erschüttert ihn. Warum eigentlich? Vermutlich, weil nun schwarz auf weiß sein voraussichtliches Ende dokumentiert ist. Den Tag 190 wird es für Hansen nicht mehr geben. Am Tag 190 wird er vermutlich schon zerfetzt sein, zerstückelt, angefressen, aufgefressen von den Wildtieren. Wahrscheinlich von Wölfen, vielleicht aber auch von einem Vielfraß, diesem gruseligen Tier des Nordens, das wie ein riesiger Marder aussieht, aber sogar Bären in die Flucht schlagen kann. Zum ersten Mal hat Hansen Angst. Nicht vor dem Tod, nicht vor der Vorstellung, gefressen zu werden, er hat Angst vor den Tagen bis zu seinem Ende.

Sein Herz schlägt schnell, er schaut hinaus auf den See, den schönen See. In Berlin hat ihn das Schöne nicht mehr berührt, hier sonderbarerweise schon. Aber es tut ihm nicht gut. Der See ist jetzt zu dieser Stunde tiefblau, die Wasseroberfläche gleicht einem geschliffenen Diamanten, es scheint draußen vollkommen windstill zu sein, und die Bäume rund um den See stehen unwirklich im Sonnenlicht wie auf einem Gemälde von Caspar David Friedrich. Das Schöne macht Hansen so traurig, dass er seinen Blick abwendet.

Ein anderer Gedanke kommt ihm: Könnte es sein, dass er noch gar nicht wirklich tot ist, wenn die Wildtiere ihn finden? Vielleicht liegt er gerade im Sterben, wenn sie beginnen, ihn anzufressen. Ach was! Genug der Horrorvisionen! Er wird schneller tot sein, als er denkt.

Am Nachmittag rudert Hansen mit dem alten Boot hinaus auf den See. Seine Gedanken sind in Aufruhr. Sie

jagen wie Blitze durch seinen Kopf. Kaum hat er angefangen, sich mit einem Thema zu beschäftigen, schon ist das nächste da, dann sofort wieder ein anderes. Alles überlappt sich, und die absonderlichsten Assoziationen schießen durch sein Gehirn. Er kann kaum etwas steuern. Und immer wieder muss er an Lenz denken, den Irren …
»Sehen Sie, Herr Pfarrer, wenn ich das nur nicht mehr hören müsste, mir wäre geholfen … Hören Sie denn nichts? Hören Sie denn nicht die entsetzliche Stimme, die um den ganzen Horizont schreit und die man gewöhnlich Stille heißt? Seit ich in dem stillen Tal bin, hör ichs immer, es lässt mich nicht schlafen; ja, wenn ich wieder einschlafen könnte!«*
Als Jugendlicher war Hansen einmal schreiend durch seine Heimatstadt gelaufen, einfach so, er wollte etwas tun, das außerhalb der Norm lag. Er ruderte mit den Armen, raste in eine Apotheke, brüllte wirres Zeug über die Ladentheke, die Angestellten und die Kunden starrten ihn entsetzt an, dann rannte er wieder hinaus, diesmal direkt auf die Straße, die Autos hupten, ein paar Männer schimpften *Hast du noch alle Tassen im Schrank?*, und am Ende legte er sich wimmernd in Embryonalstellung vor die Eingangstür eines Bestatters. Der kam nach ein paar Minuten heraus und fragte: *Was ist denn los, sind Sie krank oder verletzt, kann ich Ihnen helfen?* Hansen aber schaute ihn ruhig an, stand auf, so als wäre überhaupt nichts Besonderes geschehen, und sagte freundlich: *Vielen Dank, mir geht es sehr gut, auf Wiedersehen!*

Ob das Wasser im See sehr kalt ist? Hansen fasst mit der rechten Hand hinein. Es ist sehr kalt, ja, aber man könnte darin schwimmen. Er malt sich aus, was geschehen wäre, wenn er auf der Fahrt nach Schweden krank geworden wäre. Er denkt an seine erste Liebe, die blonde

*Georg Büchner: Lenz

Christine. Fünfzehn war er damals, und Christine war seine erste Niederlage in Sachen Liebe. Ein halbes Jahr waren sie zusammen, dann sagte Christine wie aus heiterem Himmel: *Ich ekele mich davor, dich zu küssen, ich mache Schluss*. Das war ein herber Schlag für den jungen Hansen. Nachdem Philipp knapp dem Tode entronnen war, schrieb er Hansen: »Ich glaube, wenn man Gott sehen will, muss man erst einmal blind werden.« Hansen wiederholt diesen seltsamen Satz, den er damals kaum beachtet hat, immer und immer wieder. *Gott* – wie lange hat er allein diesen Begriff nicht mehr gedacht?! *Gott ist tot* klebte während seiner Studentenzeit (Kunstgeschichte) jahrelang auf dem Heckfenster seines alten Renault R4. Zuletzt war die Schrift so verblasst, dass man nur noch *Gott* lesen konnte. 189 Tage Leben noch. Er wird nie wieder eine Steuererklärung machen müssen, nie wieder Alltagsstress und Langeweile empfinden, und er braucht sich keine Sorgen mehr um seine Rente zu machen. Da soll einer sagen, der Tod habe keine Vorteile!

Hansen sieht Karl in seinem kleinen Schneegrab liegen. Was hätte Karl wohl aus seinem Leben gemacht? Mehr als Hansen aus seinem? Ein leichter Wind weht über den See, die Wasseroberfläche kräuselt sich. Warum hat Hansen während seines ganzen Lebens kaum an Karl gedacht? Jetzt verspürt er eine tiefe Sehnsucht nach seinem toten Bruder. Ob das kleine Wesen während des Erfrierens Schmerzen empfunden hat? Wie oft wird die Mutter darüber nachgedacht haben!? Ebenso darüber, was im darauffolgenden Frühling passiert ist. Irgendwann war der Schnee geschmolzen, und da lag dann der kleine Karl, eingerollt in eine Decke, einfach so und mutterseelenallein irgendwo in Polen am Rande eines Feldweges. Vielleicht hatte der Wind die Decke ein wenig zur Seite geweht und das zarte tote Gesicht konnte endlich von der Sonne gewärmt werden. Und weiter? Was geschah dann? Viel zu selten hatte Hansen mit seiner Mutter über all das gesprochen. Und je älter er wurde, desto mehr gerieten für ihn die Geschichten der Mutter und des Vaters in Vergessenheit. Vielleicht hätte er ihnen helfen können, ihr Leid zu tragen. Was alles hat er in seinem Leben falsch gemacht? Wie viel Zeit hat er vergeudet? Warum bekommt er Lenz nicht aus dem Kopf? »Es kam ihm die Angst an wie Kindern, die im Dunkeln schlafen … Jetzt wuchs sie, der Alp des Wahnsinns setzte sich zu seinen Füßen: der rettungslose Gedanke, als sei alles nur sein Traum, öffnete sich vor ihm; er klammerte sich an alle Gegenstände. Gestalten zogen rasch an ihm vorbei, er drängte sich an sie; es waren Schatten, das Leben wich aus ihm, und seine Glieder waren ganz starr. Er sprach, sang, er rezitierte Stellen aus Shakespeare, er griff nach allem, was sein Blut sonst hatte rascher fließen machen, er versuchte alles, aber – kalt, kalt!« Es wird Zeit zurückzurudern. Er will nicht mehr auf dem See sein. Es ist ihm, trotz des hellen Sonnenlichts, unheimlich auf dem See. Würde er jetzt im See schwimmen, er hätte das Gefühl, etwas Fremdes würde ihn gleich nach unten ziehen, ins Tiefschwarze. Hansen rudert angestrengt. Er will zurück ins Haus.

Die Tage vergehen. Hansen hat sich dazu entschlossen, viel zu wandern. Im Haus hält er es nicht aus. Er geht hinaus, in die Natur, in die Tundraebenen, in die Wälder, auf die Fjelle. Das Gehen scheint jetzt das einzig Richtige für ihn zu sein. Die immergleichen rhythmischen Bewegungen versetzen ihn in einen tranceähnlichen Zustand, wobei er jedoch genau wahrnimmt, was mit ihm passiert. Je stiller es um ihn herum ist, desto lauter erscheint ihm sein Inneres, und je einsamer er sich fühlt, desto klarer sieht er sich selbst. Kein schöner Anblick. Aus den Abgründen seines Herzens steigen die Dämonen seines Lebens auf, und Hansen bleibt nichts anderes übrig, als sie anzusehen, sich ihnen zu stellen, mit ihnen zu kämpfen. Während des

Ruderns auf dem See hat er bereits einen Vorgeschmack davon bekommen.

Bis zu acht Stunden täglich wandert er nun. Auch als das Wetter für einen Tag umschlägt, geht er auf Tour. Er hat die passende Kleidung. Er sucht sich entlegene Routen aus, so dass er kaum einem Menschen begegnet. Das ist sehr gut, denn er will niemanden sehen und er will nicht gesehen werden, so scheu ist er geworden. Wie ein wildes Tier streift er durch die Gegend. Ins Dorf muss er noch lange nicht fahren, da er genügend Lebensmittel vorrätig hat. Am Abend, wenn er von den langen Wanderungen zurück ist in seiner Hütte, isst er etwas, trinkt eine halbe Flasche Wein und geht sehr früh schlafen. Eigentlich besteht sein Leben derzeit aus Schlafen, Essen und Wandern.

Erst zwei Wochen bin ich hier, und ich erkenne mich kaum wieder. Mein Ich verändert sich fortwährend. Wer bin ich? Was geschieht mit mir? War mein Berliner-Ich mein wirkliches Ich? Mein (im wahrsten Sinne des Wortes) Selbstbewusstsein geht in die Brüche. Ich komme mir vor wie eine Nussschale inmitten eines wilden Ozeans. Jeden Tag, jede Stunde, beinahe jede Minute werde ich umhergeschleudert. So etwas habe ich noch nie erlebt. Es liegt wohl an der Abgeschiedenheit, dem Schweigen und der Einsamkeit. Auf früheren Schwedenreisen war ich immer unter Menschen gewesen. Und die Natur spricht mich in einer Weise an, wie ich es mir nicht mehr hätte vorstellen können. Ich habe lange keine Demut mehr empfunden, aber gestern wurde ich von diesem Gefühl überwältigt. Ich saß auf einer Anhöhe, mir zu Füßen eine unendlich weit erscheinende Tundralandschaft mit versprengten Seen und rechts am Horizont schneebedeckte Berggipfel. Der Himmel war wolkenlos, und in der Ferne sah ich die Gischt eines Wasserfalls. Da schien es mir, als sei ich allein auf der Welt, allein im Universum, und ich empfand tiefe Dankbarkeit und Ruhe.

Wie lange habe ich so etwas nicht mehr erlebt?! Aber dann, urplötzlich und ohne Vorwarnung, sog mich all die Schuld, die ich in meinem Leben auf mich geladen habe, weg vom Licht in dunkle Räume und ich hatte keinen Sinn mehr für die wildschöne Landschaft. Vor Wochen noch war Langeweile, jetzt ist Kampf. Warum? Wozu? Noch 175 Tage.

»Auf die kürzeste Formel gebracht, besagt diese Lehre, dass der Mensch leidet, weil er Dinge, die ihrem Wesen nach vergänglich sind, besitzen und für immer festhalten möchte. Das erste und wichtigste von diesen Dingen ist seine eigene Person. Denn mittels ihrer sondert er sich vom übrigen Leben ab; sie ist die Festung, worein er sich zurückziehen, von wo er sich gegen äußere Gewalten behaupten kann … Buddha lehrte, alle Dinge, mit Einschluss dieser Festung, seien wesentlich von Unbestand und entgleiten dem Menschen, sobald er sie zu besitzen versucht. Dies Vereiteln seines Wunsches nach Besitz ist die unmittelbare Ursache seines Leidens. Aber Buddha ging noch weiter; denn er zeigt, die tiefste Ursache sei der Wahn, der Mensch könne sich vom Leben absondern. Eine Schein-Isolierung kommt dadurch zustande, dass er sich dieser Festung, seiner Person, gleichsetzt; weil aber die Festung nicht von Dauer ist, hat sie keine bleibende Wirklichkeit, ist sie ohne jede ›Selbstnatur‹ (atta) und ebenso wenig das Selbst wie irgendein andrer veränderlicher Gegenstand. Was ist dann das Selbst? Buddha blieb stumm, wenn man diese Frage an ihn tat. Er lehrte jedoch, der Mensch werde es erst erkennen, wenn er aufhöre, sich seiner Person gleichzusetzen, aufhöre, aus seinem Bollwerk heraus Widerstand zu leisten und wenn er seiner Feindschaft und seinen Raubzügen gegen das Leben vollends ein Ende setze.«*

*Alan Watts: Vom Geist des Zen

Tag 169, kurz nach neun Uhr. Hansen sitzt am Holztisch in seiner Hütte und trinkt Kaffee. Er löscht ungelesene Mails. Ab und zu schreiben ihm Bekannte oder auch ehemalige Auftraggeber. Hansen aber hat noch keine einzige Mail geöffnet. Weg damit! Wie fern ihm schon jetzt seine alte Welt ist. Wie hatte er es dort nur so lange aushalten können!? Tot und stumpf erscheinen ihm die letzten Monate in Berlin, eigentlich die letzten Jahre. Aber hat es an seinem Leben an sich gelegen – oder an ihm? Ist er lebenssatt oder lebensträge gewesen? Wie auch immer, seine Entscheidung, in den Norden zu fahren, bereut er nicht im Geringsten. Ist er nach wie vor fest entschlossen, sich am 21.12. zu töten? Natürlich! Er *ist* lebenssatt, allerdings fragt er sich nun immer öfter, warum er sich vor dem letzten Atemzug all das noch antut. Die Kämpfe, die Angst, das Warten bis zum Dezember. Wäre es nicht viel einfacher, jetzt schon Schluss zu machen? Er könnte mit dem Boot auf den See fahren, sich die Pulsadern aufschneiden und sich dann ganz einfach ins Wasser gleiten lassen. Nein! Er will sehen und spüren, was bis zum 21. Dezember mit ihm geschieht.

Hansen horcht plötzlich auf: ein fremdes Geräusch draußen! Es kommt näher. Hansens Puls beschleunigt sich. Bislang hat er hier kaum Geräusche wahrgenommen. Ab und zu ein Tier, ja, oder ein Knarren der Bäume, meistens aber herrscht Stille. Und nun das. Was ist das? Ein Auto? Zweifellos, ja! Ein Auto kommt auf seine Hütte zugefahren. Zu ihm? Warum? Oder hat sich jemand verirrt? Hierher verirrt man sich nicht. Hansen gerät in große Aufregung. Er will niemanden sehen, er will mit niemandem sprechen. Seit seiner Ankunft hat er kein Wort mehr gesprochen. Kann er sich überhaupt noch flüssig artikulieren? Er geht zu dem kleinen Fenster, von dem aus er auf die letzten fünfzig Meter des Weges, der zur Hütte führt, schauen kann. Er öffnet das Fenster.

Das Motorengeräusch wird lauter. Und da sieht er auch schon den Wagen. Es ist ein alter, dunkelroter Volvo, und sofort erkennt Hansen den Mann am Steuer: Ingvar, der Vermieter seiner Hütte. Was will er hier? Hansen kennt Ingvar von früheren Besuchen. Ein freundlicher, höflicher Mann, der fließend Deutsch spricht. Er würde nie einfach so vorbeikommen, um mit Hansen zu plaudern. Was ist geschehen? Muss Hansen doch früher als vereinbart die Hütte wieder verlassen? Hansen gerät beinahe in Panik. Er will die Hütte nicht räumen. Er hat sie ja schon bis zum Ende des Jahres bezahlt. Und überhaupt – wie mühsam es wäre, jetzt irgendwo anders etwas Passendes zu finden! Ingvar parkt direkt neben Hansens Wagen, steigt aus und geht auf den Eingang der Hütte zu. Er klopft an und ruft: »Hansen, bist du im Haus?« Hansen nimmt sich zusammen und geht geradewegs zur Tür. »Hi, Ingvar, komm rein! Möchtest du einen Kaffee haben?«
»Nein, danke! Entschuldige, dass ich dich hier überfalle, ich möchte dich nicht belästigen, du machst ja Urlaub.«
»Schon gut«, sagt Hansen und bietet Ingvar einen Stuhl an.
»Setz dich! Warum bist du hergekommen?«
Tatsächlich fällt es Hansen schwer, zu sprechen.
»Ach, vielleicht gibst du mir doch einen Kaffee.«
»Natürlich!«
Hansen schenkt ein.
Ingvar wirkt sehr ernst, sehr angeschlagen. Er nimmt einen Schluck Kaffee.
»Sie wird sterben«, sagt er und starrt dabei auf die Tischplatte. »Ich habe es vorhin erfahren ...«
»Wer wird sterben?«, fragt Hansen sichtlich irritiert.
»Astrid. Du weißt, dass wir beide fast unser ganzes Leben schon zusammen sind. Sie hat Krebs. Es gibt keine Heilung. Ich komme gerade aus dem Krankenhaus. Die Bauchspeicheldrüse ...«

Hansen ist geschockt. Denn er kennt Astrid ebenfalls. Nicht so gut wie ihren Mann. Aber er hat schon öfter mit ihr gesprochen. Zuletzt bei der Schlüsselübergabe vor ein paar Wochen. Sie ist eine Schwedin, so wie Deutsche sich Schwedinnen vorstellen: blond, mittlerweile schon etwas ergraut, ländlich-bunt gekleidet, überaus herzlich und freundlich, sehr hilfsbereit.

»Aber als ich bei euch war, schien sie doch noch ganz gesund.«

»Ja, das dachten wir auch, obwohl sie schon seit Monaten immer wieder über Schmerzen im Oberbauch geklagt hat. Aber wir haben das nicht so ernst genommen. Vor vier Tagen wurde es jedoch so schlimm, dass ich sie nach Luleå ins Krankenhaus gebracht habe … Hansen, entschuldige, dass ich damit jetzt zu dir komme, ich musste einfach mit jemandem reden …«

»Aber dafür musst du dich doch nicht entschuldigen!«

»Es war niemand im Dorf zu Hause, mit dem ich hätte sprechen können.«

»Wie geht es ihr denn heute?«

»Eigentlich ganz gut. Man hat ihr so einiges verabreicht, und sie ist sehr tapfer …«

Ingvar stockt, und Hansen sieht ihm an, wie er um Fassung ringt. »… es gibt aber keine Therapiemöglichkeiten mehr, gar nichts … man kann ihr nur Mittel gegen die Schmerzen geben.«

»Ist das ganz sicher abgeklärt?«

»Ja, das Krankenhaus ist sehr gut. Man hat alle möglichen Untersuchungen mit ihr gemacht, und wir haben lange mit den Ärzten gesprochen. Es ist hoffnungslos. In ein paar Tagen darf sie sogar wieder nach Hause kommen.«

»Ingvar, ich kann dir gar nicht sagen, wie leid mir das tut! Der Tod eurer Tochter ist ja erst ein paar Jahre her, und ich weiß, wie schlimm das für euch war.«

»Ja … damals hat Astrid immer gesagt: *Ach, könnte ich ihr doch mein Leben schenken.* Sofia war ja gerade erst dreißig geworden.«

Die beiden Männer schweigen.

»Haben die Ärzte eine Prognose abgegeben?«

»Sie können es nicht sagen. Aber wir haben mehrmals gefragt, bis dann ein Arzt meinte: *Vielleicht sechs bis acht Monate noch.*«

»Wie alt ist Astrid eigentlich?«

»Sie ist gerade sechzig geworden. Und wir hatten noch so viel vor. Wir wollten unser Häuschen renovieren, noch ein paar schöne Reisen machen, und für nächstes Jahr hatten wir große Wandertouren in Norwegen und Finnland geplant …«

Ingvar ist plötzlich still, schaut aus dem Fenster auf den See und presst die Lippen zusammen.

»Weißt du, Hansen, es geht gar nicht um unsere Pläne, es geht darum, dass Astrid und ich gut miteinander leben, wir ehren das Leben und erfreuen uns an so vielem. Im Sommer sitzen wir manchmal über Stunden in unserem kleinen Garten und sind einfach glücklich darüber, dass unsere Blumen blühen – und im Winter fahren wir mit den Skiern, so oft es geht, durch unsere Wälder und über die zugefrorenen Seen und erfreuen uns an unserer schönen Heimat. Das ist nun alles bald vorbei.«

»Was willst du jetzt tun, Ingvar?«

»Ich weiß es nicht … Ich werde ihr das Leben, das ihr noch bleibt, so schön wie irgend möglich machen. Und wenn sie es will und sie die Kraft dazu hat, werden wir sicher noch ein wenig verreisen. Vielleicht auf die Lofoten. Astrid mag die Inseln sehr, wir waren schon zweimal dort.«

»Wenn ich irgendetwas tun kann, dann hab keine Scheu, es mir zu sagen. Ich bin ja noch lange hier.«

»Warum bist du dieses Jahr eigentlich so lange bei uns?«

»Ich will mal so richtig ausspannen.«

Ingvar trinkt noch eine zweite Tasse Kaffee, er erzählt vom Tod seiner Tochter. Ihr Auto hatte einen Frontalzusammenstoß mit einem Elch. Das kolossale Tier habe damals nach einer Kurve mitten auf der Straße gestanden und sei dann, wohl in Panik und vor Schreck, direkt auf Sofias Kleinwagen zugerannt. Die Rettungskräfte konnten nichts mehr tun. Sofia verstarb noch am Unfallort.

Ingvars Telefon klingelt. Er spricht schwedisch, Hansen kann nichts verstehen. »Das Krankenhaus«, flüstert er Hansen zwischendurch zu. Nach Beendigung des Gespräches erzählt er, dass er Astrid schon morgen abholen kann.

»Dann werde ich jetzt aufbrechen, Hansen, ich habe noch einiges zu erledigen, und ich muss einkaufen fahren, damit alles im Haus ist, wenn Astrid kommt. Ich danke dir für deine Zeit.«

»Dafür möchte ich keinen Dank, Ingvar, grüße Astrid von mir, und melde dich, wenn du mich brauchst.«

Hansen geht mit Ingvar nach draußen, er schaut dem roten Volvo so lange hinterher, bis er gänzlich hinter den Bäumen verschwunden ist.

Seit Tagen ist Hansen im Sarek unterwegs. Tag und Nacht. Er hat nur das Nötigste dabei: Proviant, ein kleines Zelt, einen Schlafsack. Der Sarek ist riesig und atemberaubend. Und gefährlich, weil kaum für Wanderer erschlossen. Der zweitgrößte Nationalpark Schwedens. Das Wetter ist gut, die Nächte sonnenhell und Hansen begegnet nicht einem Menschen. Er sieht: gletscherverhangene Gebirgsmassive; weite Flusstäler und Wasserlandschaften, umgeben von spärlicher Vegetation; gewaltige Wasserfälle, die wildtosend in die Tiefe stürzen; karge Hochebenen, die an urzeitliche Steinwüsten erinnern; und immer wieder Birkenurwälder, undurchdringliches Weidengebüsch und ausgedehnte Moorflächen.

Hier ist Hansen ganz und gar auf sich zurückgeworfen, brutal zurückgeworfen könnte man sagen, weit mehr als in seiner Hütte. Er geht fast zehn Stunden am Tag. Während der ersten beiden Tage will er immer und immer wieder die Sarek-Wanderung abbrechen und zurück zur Hütte fahren. Er meint es nicht auszuhalten. Er will fliehen. Vor was, vor wem? Vor sich! Vor seiner nackten Seele. Aber er kämpft gegen die Angst und geht einfach immer weiter und weiter, durch die Wildnis, in sich hinein. Oft schreit er und weint beim Gehen. Dann kommt er sich dabei lächerlich vor und schweigt wieder. Er war so oft in seinem Leben feige und bequem. Die Erinnerungen daran rasen wie kurze Filmsequenzen durch seinen Kopf. Ein Freund streitet sich mit einem Lehrer, Hansen hält den Mund und steht seinem Freund nicht bei. Dann ist Hansen im Krankenhaus, er ist achtzehn Jahre alt und Zivildienstleistender. Er vergisst einem todkranken Patienten ein lebenswichtiges Medikament zu geben. Peter Wassertor heißt der Mann, überall Krebs, Gestank im Krankenzimmer, Hansen riecht die Ausdünstungen des Kranken jetzt in der sauberen Sarek-Luft. Herr Wassertor stirbt. Hätte er das Medikament erhalten, wäre der Tod ein paar Tage später über ihn gekommen. Hansen hat Herrn Wassertor mehrere Tage seines Lebens geraubt. Hansen verheimlicht den Vorfall. Er denkt daran, wie er Jahre später von seinem ersten Chef, einem cholerischen Schwein, in Grund und Boden geschrien wird. Hansen schweigt, weil er unbedingt seinen ersten Filmbeitrag fürs Fernsehen machen will. Hansen schaut nach oben, über ihm fliegt ein Adler. Was für ein stolzes Tier! Er war selbst auch sehr oft stolz in seinem Leben. Aber sein Stolz war ein anderer als der des Adlers. Hansen war hochmütig, von sich eingenommen, von sich überzeugt. Wie oft hat er seine Bildung vor sich hergetragen, sein Wissen, seine Zugehörigkeit zu einer erfolgreichen, intellektuellen Gesellschaftsschicht. Gezeigt hat er es nie offensichtlich, aber er hat so empfunden und gedacht. Als er seinen ersten Preis für eine gelungene Dokumentation bekam, gab er sich nach außen bescheiden, dankbar und demütig, innerlich aber triumphierte er. *Hansen, was bist du für eine Wurst*, denkt er. Worauf kommt es im Leben an? Er sieht den Vater. Ein großer Mann war er, genau wie Hansen. Tausend Stunden hat er mit dem kleinen Hansen gespielt, ihm die Welt erklärt, hat mit ihm gesungen, ihm am Kinderbett Gedichte vorgelesen …

»Der Mond ist aufgegangen,
die gold'nen Sternlein prangen
am Himmel hell und klar.
Der Wald steht schwarz und schweiget
und aus den Wiesen steiget
der weiße Nebel wunderbar …«*

Hansen hat seinen Vater allein sterben lassen. An dem Abend, als der Tod kam, ist Hansen nicht ins Krankenhaus gefahren. Als sein Vater seinen letzten Atemzug tat, saß er mit Freunden in einem Kinosaal und amüsierte sich. Zwar hatte niemand den Tod schon an diesem Abend erwartet, aber Hansen hätte es ahnen können. »Der Mond ist aufgegangen …« Der Mutter, verstorben ein Jahr zuvor, hatte Hansen die Hand gehalten. Und dann saß er, gemeinsam mit dem Vater, zehn Stunden im Totenzimmer.

Worauf kommt es im Leben an?

Hansen geht über ein Hochplateau, kaum große Pflanzen, nur Moose und gletschergeschliffene Steinflächen und verstreute Felsbrocken. Der Himmel ist klar und so blau wie das Meer an schönen, stillen Sonnentagen. Aber starker Wind weht geräuschvoll über das Plateau und erschwert jeden von Hansens Schritten. Warum hat er

*Matthias Claudius: Der Mond ist aufgegangen

nie die ganz große Liebe gefunden und erlebt? Warum? Zwar glaubte er zweimal in seinem Leben sie gefunden zu haben, er war rasend vor Glück, er meinte nun endlich den Sinn des Lebens erfasst zu haben, aber die Euphorie hielt nicht lange an. Denn die große Liebe wurde nicht ebenso groß erwidert, und Hansen stand im Regen, wieder einmal. Wie viele Niederlagen hat er in Sachen Liebe erlebt? Wie oft war er groß verliebt gewesen und wurde dann abgewiesen? So viele Narben auf seinem Herzen! Er mag nicht zählen, weil die Zahl zu hoch werden würde. Doch, er muss zählen! So ist nun einmal sein Leben. Gut, er zählt: Zwölfmal hat er umsonst geworben, zwölfmal hat er sich zum Affen gemacht, weil er die Dinge nicht so sehen konnte, wie sie nun einmal waren, und zwölfmal hat er sich blutig zurückgezogen. Vielleicht hat er falsch gesucht und somit falsch gefunden. Also kein Mitleid mit Hansen! Er hat sich in Chimären verliebt, immer wieder. Warum war das so? Und wie oft hat *er* Nein gesagt? Ebenfalls oft, aber wie oft, weiß er nicht mehr. Es ist auch egal, und seine beiden jeweils achtjährigen Beziehungen verblassen in seinen Gedanken. Sie sind kaum von Bedeutung für ihn. Das schockiert ihn. Hatte er sich aus Bequemlichkeit auf die Frauen eingelassen? Ja, es gab Schönes, gute Stunden und Leidenschaft, aber beide Frauen haben in seinem Leben fast keine Spuren hinterlassen. Wie kann das sein? Hat er sechzehn Jahre verschenkt? Ja, das hat er wohl! Vermutlich noch viel mehr.

Wie geht es Astrid? Sie ist längst zurück bei ihrem Ingvar. »Wir ehren das Leben«, hat Ingvar gesagt. Ehrt Hansen das Leben auch? Hansen verliert, während er geht und gegen den Wind ankämpft, das Gefühl für sein Alter. Ist er fast sechzig, vierzig oder dreißig? Oder noch viel jünger?

Marcus ist plötzlich da! Jahrzehnte hat Hansen kaum an ihn gedacht. Marcus und Hansen sind zwanzig Jahre alt und die besten Freunde. Jeden Tag verbringen sie zusammen. Marcus malt Bilder für Hansen, Hansen rettet Marcus aus dem Kokssumpf, sie fahren gemeinsam in Urlaub, machen Pläne für später. Dann hält Hansen an einem sonnigen Apriltag einen langen Brief von Marcus in Händen – und versteht die Welt nicht mehr: Marcus liebt Hansen, über alles. »Für immer und dich!«, so endet der Brief. Hansen ist irritiert und zu feige sich bei Marcus zu melden. Erst einen Monat später schreibt er Marcus zurück: »Das hätte ich nie von dir erwartet. Du hast mein Vertrauen missbraucht. Ich wollte Freundschaft und keine schwulen Phantasien.« *O Gott*, denkt Hansen, *verzeih mir, Marcus, verzeih mir! Wir hätten einen Weg gefunden!* Ob er noch lebt? Was ist aus ihm geworden?

Die Nächte im Sarek sind gespenstisch. Die Sonne geht nicht unter, und in der Luft liegt eine andere Stille als am Tag. Die Natur scheint zu spüren, dass es Nacht ist. Hansen baut irgendwo an einer geschützten Stelle sein kleines Zelt auf und kriecht hinein. Ein paar Millimeter Zeltwand trennen ihn von der Wildnis. Jede Nacht schreckt er dutzendfach auf, besessen von der Angst, ein Bär könnte das filigrane Zelt angreifen und in Stücke reißen. Am siebten Tag seiner Sarek-Wanderung wird Hansen von einem lauten Geräusch geweckt: Dicke Regentropfen trommeln auf sein Zelt. Ende der Schönwetterphase. Seine Regenkleidung hat Hansen in der Hütte gelassen. Er packt schnell alles zusammen und macht sich auf den Rückweg zum Auto. Das aber wird dauern. Sicher fünf bis sieben Stunden. Die Luft ist nicht kalt. Aber binnen Kurzem ist Hansen völlig durchnässt. Das muss er jetzt aushalten. Unter irgendeinem Felsvorsprung auf besseres Wetter zu warten, das kommt für ihn nicht in Frage. Es kann sein, dass es nun mehrere Tage regnet. Hansen stapft durch die nasse Landschaft, die Kleidung klebt auf seiner Haut, der Regen rinnt ihm

über das Gesicht. Während des Gehens schaut er auf den Boden.
Der 21. Dezember. Woran wird er im Schnee als Letztes denken? Wir ehren das Leben. Ich glaube nicht an den Tod in dir. Wenn man Gott sehen will, muss man erst einmal blind werden. Hansen sieht Philipp im Krankenbett. Du schaust nicht tief genug in dich hinein. Ich möchte ein guter Freund sein. Auch dir, Paps! Der Wald steht schwarz und schweiget. Hansen beginnt mit Philipp zu sprechen. Über dies und das. Der Alp des Wahnsinns setzte sich zu seinen Füßen. Hansen erzählt Philipp vom Sarek, von seiner Hütte, von seiner (Philipps) Kindheit, er beginnt vom 21. Dezember zu sprechen, lässt es dann aber wieder, schlägt Philipp Reiseziele vor, die sie gemeinsam besuchen könnten, schaut ihn von der Seite an und ist stolz darauf, einen so guten Menschen zum Sohn zu haben; er denkt nur noch an Philipp. Mein Philipp.
Völlig erschöpft erreicht er nach sechseinhalb Stunden sein Auto.

»Der Herr der gelben Erde wandelte jenseits der Grenzen der Welt. Da kam er auf einen sehr hohen Berg und schaute den Kreislauf der Wiederkehr. Da verlor er seine Zauberperle. Er sandte Erkenntnis aus, sie zu suchen, und bekam sie nicht wieder. Er sandte Scharfblick aus, sie zu suchen, und bekam sie nicht wieder. Er sandte Denken aus, sie zu suchen, und bekam sie nicht wieder. Da sandte er Selbstvergessen aus. Selbstvergessen fand sie. Der Herr der gelben Erde sprach: ›Seltsam fürwahr, dass gerade Selbstvergessen fähig war, sie zu finden!‹*

Hallo Paps, darüber denke ich gerade nach. Der kleine Text ist eine Parabel von Dschuang Dsi.

*Dschuang Dsi: Das wahre Buch vom südlichen Blütenland

Geht es dir gut? Was mag in dir vorgehen, wo du so einsam und zurückgezogen lebst? Ich würde gern mit dir tauschen. Meine Sehnsucht nach Stille und Kontemplation wird immer größer.
Ich freue mich auf Post von dir.
Dein Philipp!«

4

Tag 133. Nebel über Hansens See, kühle Luft, die Sonne wird heute nicht scheinen, in der Nacht hat es stark geregnet. Die letzten Wochen war Hansen wieder ganz allein. Er hat keinen Menschen gesehen, er hat kein Wort gesprochen, und ihn hat auch niemand gesehen. Nicht einmal mit dem Auto ist er unterwegs gewesen, denn durch Zufall hat er in unmittelbarer Nähe seiner Hütte einen Wanderweg entdeckt, der weit hinaus in die Natur führt. Jeden Tag war er dort unterwegs. Wieder viele Stunden. Was soll er auch in der Hütte? Sie dient ihm nur als Schlaf- und Essstätte. Zwar ist die weite Umgebung seines Hauses nicht so spektakulär wie die wilden Landschaften der Nationalparks, dennoch hat Hansen auch hier das Gefühl, allein auf der Welt zu sein, umgeben von lichten Fichtenurwäldern, schroffen Fjells und Birkenwaldungen. Seine Stimmung in der letzten Zeit war dumpf und apathisch. Er hat zwei belanglose Mails an Philipp geschrieben, ist dabei aber nicht näher auf den Herrn der gelben Erde eingegangen, hat wenig nachgedacht und wurde von seinen Erinnerungen weitgehend in Ruhe gelassen. Heute allerdings ist alles anders. Vielleicht liegt es am Nebel über dem See. Hansen sitzt am Holztisch seiner Hütte und frühstückt. Wie einsam er sich fühlt. Er isst, er trinkt Kaffee, schaut dabei aus dem Fenster auf den See, er friert etwas und kann plötzlich gar nicht glauben, dass er einmal ein ganz normales Leben geführt hat – mit Wohnungen in verschiedenen Städten, einem Beruf, Frauen, Sohn, Freunden, Opernbesuchen, Reisen, Bankkonten, Weihnachtsfeiern, Lebensversicherungen, Autopannen, Grillabenden, Smalltalks, Besäufnissen, Steuerbescheiden, Partys und so weiter. War er das wirklich gewesen? Er, Hansen? Oder hat eine andere Person all das erlebt? Und jetzt? Wer oder was ist er jetzt? Wer ist Hansen?

Diese Fragen werden immer bohrender. In den letzten Jahrzehnten war er sich seiner sehr sicher und gewiss gewesen. Das ist nun vorbei. Die Stille zersetzt das Ich. Zersetzt sie auch Meinungen, Anschauungen, Überzeugungen – getroffene Entscheidungen? Wer ist Hansen? Ein fast sechzigjähriger Mann, der in genau 133 Tagen sterben wird. Wird er in 133 Tagen sterben? Will er es noch? Er ist sich plötzlich nicht mehr so sicher.

Aber natürlich! Basta, basta! Er stirbt ja jetzt schon jeden Tag – ein bisschen. Der Tod frisst seine Tage. Ein Zurück gibt es nicht. Niemals! Ihm wird kalt ums Herz. Was ist der Mensch? »Zurück führt überhaupt kein Weg, nicht zum Wolf noch zum Kinde. Am Anfang der Dinge ist nicht Unschuld und Einfalt; alles Erschaffene, auch das scheinbar Einfachste, ist schon schuldig, ist schon vielspältig, ist in den schmutzigen Strom des Werdens geworfen und kann nicht mehr, nie mehr stromaufwärts schwimmen. Der Weg in die Unschuld, ins Unerschaffene, zu Gott führt nicht zurück, sondern vorwärts, nicht zum Wolf oder Kind, sondern immer weiter in die Schuld, immer tiefer in die Menschwerdung hinein. Auch mit dem Selbstmord wird dir, armer Steppenwolf, nicht ernstlich gedient sein, du wirst schon den längeren, den mühevolleren und schwereren Weg der Menschwerdung gehen, du wirst deine Zweiheit noch oft vervielfachen, deine Kompliziertheit noch viel weiter komplizieren müssen ... Jede Geburt bedeutet Trennung vom All, bedeutet Umgrenzung, Absonderung von Gott, leidvolle Neuwerdung. Rückkehr ins All, Aufhebung der leidvollen Individuation, Gottwerden bedeutet: seine Seele so erweitert haben, dass sie das All wieder zu umfassen vermag.«*

*Hermann Hesse: Der Steppenwolf

Hansen hat kaum mehr Vorräte in seiner Hütte, und tanken muss er auch. Aber er hat Angst, ins Dorf zu fahren. Dort muss er sprechen, muss sich *normal* verhalten und benehmen. Er versucht, an seinem Holztisch sitzend, ein paar Sätze zu formulieren und laut auszusprechen: »Volltanken bitte, ja, es ist ein Diesel … Ein Kilo Rentierfleisch bitte … Ich finde die Butter nicht, können Sie mir helfen? …« Er krächzt. Wo ist seine Stimme? Verliert man die Stimme, wenn man lange schweigt? Er versucht es immer wieder. Er krächzt. Oder kommt es ihm nur so vor? Vielleicht empfindet und hört ein Fremder seine Stimme völlig anders als er selbst. Warum schnellt sein Puls in die Höhe, wenn er sich konkret vorstellt, den Tankwart nur anzusprechen? »Hallo, guten Tag.« Auch Öl muss nachgefüllt werden. Eine zusätzliche Hürde. Hansen muss den Tankwart darauf hinweisen; also über den Tankwunsch hinaus noch etwas Weiteres zum Ausdruck bringen. Was ist, wenn er nicht die passenden Worte findet? Wenn er stammelnd vor dem Tankwart steht, vielleicht rot wird, vielleicht seine Mimik nicht im Griff hat und dann nur noch verlegen zu lachen beginnt?

Am liebsten bliebe er in seiner Hütte. Aber er muss ins Dorf! Fährt er nicht heute, muss er morgen oder spätestens übermorgen fahren. Hätte er doch mehr Vorräte mit in die Hütte genommen!

Einige Leute im Dorf kennen ihn. Vielleicht spricht ihn ja sogar jemand an. Das wäre das Schlimmste. Den Einkauf und das Tanken wird er irgendwie schaffen, aber ein Gespräch führen, Smalltalk in Lappland, das wäre das Grauen. Und dann, ach Gott, erst jetzt fällt es ihm ein, warum hat er genau daran nicht schon früher gedacht?! Hansen schämt sich. Ingvar und Astrid! Er kann nicht ins Dorf fahren, ohne die beiden zu besuchen! Das geht nicht, das will er auch nicht. Wie aber soll er das schaffen? Ein Gespräch mit einer todkranken Frau und deren Mann zu führen, ist ja noch viel, viel schwieriger, als mit dem Tankwart zu reden oder mit einem Bekannten im Dorf über das Wetter oder über eine Wanderung zu plaudern.

Oder fällt es ihm leichter, über etwas Ernsthaftes zu sprechen als über Belanglosigkeiten? Astrid wird bald sterben, da muss man sich doch zusammenreißen können, oder? Was soll er bloß tun? Herzrasen. »Guten Tag, volltanken bitte!« Vielleicht hat Ingvar sich ohnehin schon gewundert, dass Hansen noch nicht vorbeigekommen ist. Andererseits, so eng ist der Kontakt auch wieder nicht, und Ingvar ist ein diskreter Mann. Er wird nichts erwarten. Freuen aber würden sich Ingvar und Astrid ganz sicher, wenn Hansen sie besuchen käme. Davon ist Hansen überzeugt. Oder sollte er einen Bogen um Ingvars Haus machen und hoffen, dass die beiden ihn nicht sehen? Nein! Schluss! Aus! Es gibt gar nichts weiter zu überlegen: Fährt er ins Dorf, wird er Ingvar und Astrid besuchen! Aber er könnte die Besorgungen tatsächlich um ein paar Tage verschieben. Bis dahin würde er nicht verhungern. Er könnte sich so gedanklich auf den Besuch im Dorf vorbereiten, und er könnte die Zeit nutzen, das Sprechen und Formulieren zu üben. Am besten vor einem Spiegel, damit er auch seine Mimik kontrollieren kann. Denn groß ist seine Angst, dass ihm die Gesichtszüge beim Sprechen entgleiten. Gut, also trifft er diese Entscheidung: Übermorgen fährt er! Das ist jetzt gesetzt! Direkt nach dem Frühstück. »Wo finde ich bitte die Butter?« Nicht erst in drei Tagen, sondern übermorgen. Wartet er zu lange, wird die Scheu immer größer. Die Entscheidung getroffen zu haben, erleichtert ihn merklich.

Der Nebel draußen lichtet sich etwas, alles aber bleibt grau in grau. Hansen schaut auf das kleine Thermometer, das von außen an einem Fenster seiner Hütte befestigt ist: 9 Grad. Ein kühler Augusttag also. Für Nordschweden nichts Besonderes. Er macht sich ein paar Brote, kocht eine

Kanne Tee, packt alles in seinen Rucksack, zieht sich heute besonders warm an, und dann geht er los. Er nimmt den Weg, der nicht weit entfernt von seiner Hütte in den Wald führt, seinen Weg. Hansen meint heute zum ersten Mal den Herbst zu riechen. Die Natur wirkt satt und etwas müde, und am Boden überall zwischen den Nordfichten und den kleinwüchsigen Birken: reife Heidelbeeren und gelborange Moltebeeren, so weit das Auge reicht. Ab und zu bleibt Hansen stehen und pflückt sich eine Handvoll Moltebeeren, die aussehen wie dicke Brombeeren und deren Sträucher meist etwas kleiner sind als die der Heidelbeeren. Sie schmecken nach Norden, nach Schnee, nach wilder Natur. Hansen mag ihr herbes Aroma, früher hat er sich oft Moltebeermarmelade oder auch Moltebeerlikör gekauft. Manchmal fühlt er sich beim Wandern beobachtet. Nicht von Menschen, sondern von irgendetwas anderem. Das ist unheimlich. Gibt es etwas Geheimnisvolles im Wald oder auf den Bergen, in den Mooren? Etwas, das wir Menschen nicht kennen, geschweige denn begreifen können? Die alten Völker sagen Ja, nur der moderne Mensch mit seiner Vernunft sagt hochnäsig Nein. Und die Bäume? Nehmen sie Hansen wahr? Oder die anderen Pflanzen? Ist er in ihrer Welt willkommen, oder stört er sie? Hansen geht über den klammen Boden, die Äste der Fichten hängen schwer herab in der feuchten Luft, ein Vogel schreit, ähnlich einer Krähe, und verstummt sofort wieder. In Hansens Kopf die Todesfuge:

> »... Schwarze Milch der Frühe wir trinken sie abends
> wir trinken sie mittags und morgens wir trinken sie nachts
> wir trinken und trinken ...«*

Er bleibt stehen und lauscht in den Wald, schaut in den Wald. Jetzt spürt er es ganz genau: Er *ist* nicht allein! Er sieht nichts, er hört nichts. Und doch fühlt er sie, weiß,

*Paul Celan: Todesfuge

dass sie da sind, überall im ganzen Wald, wohin er sich auch wendet, und er spürt, wie sie, die Wesen des Waldes, ihre Aufmerksamkeit ganz und gar auf ihn richten, den Eindringling. Haben die Wesen Augen? Das weiß Hansen nicht. Aber ihm ist zumute, als würden sie ihn anstarren. Alle, selbst die, die weit von ihm entfernt still zwischen Bäumen und Sträuchern stehen. Überall stumme Wesen. Muss Hansen sich vor ihnen fürchten? Er hat das Gefühl, dass sie ihn kennen. Ein jedes Wesen kennt ihn – und sein Leben, sein ganzes Leben. Selbst Karl kennen sie und seine Eltern, sie wissen um alles. Soll er weitergehen – oder stehen bleiben?
»Was wollt ihr?«, ruft er in den Wald.
»Warum schaut ihr mich alle an?«
Hansen bewegt sich nicht von der Stelle. Er meint ein Raunen zu hören, und dann scheint es Hansen, als würden alle Wesen gemeinsam im Flüsterton rufen: »Dein Weg ist richtig, aber er ist auch falsch. Geh weiter, geh weiter!«
»Ich habe keine Wahl«, sagt Hansen leise.
»Ach«, flüstern die Wesen im Chor, »wer so denkt, hat schon verloren. Der rechte Weg hat keine Richtung.«
Hansen friert.
»Wie soll ich das verstehen?«, ruft er.
»Auf das Verstehen kommt es nicht an. Der Verstand ist nur etwas für den Alltag – nicht aber für das Leben.«
»Was ist denn das Leben?«
Stille. Hansen wendet den Kopf in alle Richtungen. Und dann klingt es so, als würden die Wesen durcheinander, aber immer dasselbe im Flüsterton sagen: »Du, Hansen, bist das Leben, du, Hansen! …«
»Nein«, schreit Hansen zurück in den Wald, »ihr irrt, ihr irrt, mein Leben gehört schon jetzt dem Tod, es ist bald zu Ende.«

Die Wesen reden nun derart durcheinander, dass Hansen nichts mehr versteht. Dann plötzliche Stille, und wie aus einem Munde antworten die Wesen im Flüsterton: »Nur dein Ich stirbt, nicht du. Das, was du wirklich bist, kennt weder Zeit noch Tod. Geh weiter, geh weiter!« Genau in diesem Moment verstummen die Stimmen und ein paar Vögel beginnen einen lautstarken Gesangswettstreit. Hansen fühlt sich wie benommen, er schaut sich um, nach oben in die Bäume und in alle Richtungen. Vor ihm der Wanderweg. Er geht weiter.

Diesen und den nächsten Tag ist Hansen jeweils mehr als zehn Stunden unterwegs in der Wildnis. Er hat die Macht über sein Denken und sein Bewusstsein gänzlich verloren. Manchmal geht er über eine Stunde (oder länger) und hat keinen einzigen Gedanken. Er schaut vor sich, er schaut in die Ferne und geht einfach, so als wäre er schon sein ganzes Leben gegangen, so als würde er bis in alle Ewigkeit gehen. Während dieser Zeit hat er keine Gefühle. Er empfindet rein gar nichts. Aber er weiß nicht einmal, dass er keine Gefühle hat, denn er denkt darüber nicht nach. Er ist einfach da – und geht. Das sind eigentlich gute Stunden, oder? Vielleicht, aber Hansen versteht diese Vorgänge in seinem Inneren nicht. Sie machen ihm Angst. Er fühlt sich dabei als Fremder im eigenen Seelenhaus. Und das Entsetzen packt ihn, wenn ihn dann doch urplötzlich aus den dunklen Tiefen seines Selbst etwas anbrüllt. Eine Schuld, eine Lüge, eine Feigheit. Oder auf einmal steht K. vor ihm, ein Kommilitone aus fernen Studientagen, und sagt genau das, was er vor vierzig Jahren zu Hansen sagte: »Du bist und bleibst ein Loser!« Zack, weg, der Nächste, die Nächste. Sophie, seine letzte kleine Liebe: »Du erbärmlicher Narzisst!« Und Philipp als siebenjähriger Junge: »Papa, du lässt mich immer so lange allein, hast du mich denn nicht mehr lieb?« Und: »Papa, ich will nicht bei der Mama wohnen, ich will bei dir sein.« Oder Hansens Herzschlag überschlägt sich beinahe, weil er auf einmal vor seinem inneren Auge eine in schwarze Tücher gehüllte große Gestalt sieht, von hinten, sie dreht ihm den Rücken zu. Hände oder Füße kann er nicht erkennen, alles schwarz. Auch die kapuzenähnliche Kopfbedeckung. Und dann dreht sich die Gestalt um, und Hansen sieht, dass sie kein Gesicht hat, nur eine aschgraue, fleischige Fläche dort, wo eigentlich Augen, Mund und Nase sein sollten. Die Gestalt bewegt sich etwas auf Hansen zu. Sieht er sie wirklich nur in seinem Inneren, oder ist sie gar real? Hansen meint verrückt zu werden vor Angst. Er fühlt sich wie gelähmt, kann weder weitergehen noch etwas sagen oder schreien. Wer ist diese Gestalt? Der Tod? Das Böse? Wohnt in Hansen das Böse?

»Das Dämonische ist die Angst vor dem Guten. In der Unschuld war die Freiheit nicht als Freiheit gesetzt; ihre Möglichkeit war in der Individualität Angst. In dem Dämonischen ist das Verhältnis umgekehrt. Die Freiheit ist als Unfreiheit gesetzt ... Das Dämonische ist das Verschlossene. Wenn wir es unter diesem Gesichtspunkt auffassen (wobei wohl zu beachten ist, dass der Inhalt der Verschlossenheit alles sein kann, das Entsetzlichste wie das Unbedeutendste, das Schreckhafteste, von dem manche nicht träumen, dass es auch im Leben vorkommen kann, wie die Bagatelle, auf welche niemand achtet): Was soll hierbei das Gute bedeuten, vor dem die Verschlossenheit sich fürchtet? Es bedeutet, dass diese offenbar wird. Die Offenbarung kann hierbei wieder das Erhabenste bedeuten (die Erlösung im eminenten Sinne) und das Unbedeutendste (dass man irgendeine Zufälligkeit geradeheraus sagt) ... Das Gute ist hier die Offenbarung, denn diese ist der erste Ausdruck der Erlösung. Darum hört man als alte Wahrheit, wenn man das Wort zu nennen wage, so schwinde die Macht des Zaubers.«*

*Sören Kierkegaard: Der Begriff Angst

Bevor Hansen an diesen Tagen am frühen Abend schlafen geht, übt er noch mindestens eine Stunde das Sprechen. Und tatsächlich sitzt er dabei vor einem Spiegel und beobachtet seine Mimik. Der Besuch im Dorf muss reibungslos über die Bühne gehen. Das hat er sich vorgenommen. Aber was noch viel wichtiger ist: Er möchte Ingvar und Astrid keinesfalls durch irgendein absonderliches Verhalten irritieren. Dies klar zu denken, gelingt ihm gut, obwohl er während des Tages, während des Gehens, kaum noch zusammenhängende Gedanken hat. Der Besuch bei den beiden muss würdevoll verlaufen. Das ist sein fester Wille. Denn hier geht es nicht um ihn, hier geht es um eine sterbenskranke Frau. Hansen fällt auf, dass ihm die Sprechübungen fast fehlerfrei gelingen, wenn er an Astrid denkt. Stellt er sich aber die Situation an der Tankstelle vor, gerät er beinahe in Panik.

Habe hier lange nichts geschrieben. Wozu auch? Ich kann die Worte nicht mehr greifen. Aber was sind schon Worte! Ich verliere mein Leben. Ich sehe das Böse. Was alles ist in mir? Und warum? Mein Ich stirbt, haben die Wesen gesagt. Was bleibt dann aber? Der rechte Weg hat keine Richtung, haben die Wesen auch gesagt. Ich bitte Gott, an den ich nicht glaube, lass mich die Wahrheit sehen! Bitte! Gott, ist es recht, sich das Leben zu nehmen? Existiert neben der Wahrheit etwas noch Größeres? Etwas, in dem es keine Kategorien mehr gibt? Kein Recht, kein Unrecht? Ist in jener Welt Ja und Nein dasselbe? Ich bin fast sechzig Jahre alt und weiß von allem – nichts. Das ist erbärmlich. Was hat Nietzsche erlebt im Engadin, in Sils Maria, am See? »Hier saß ich, wartend, wartend, – doch auf Nichts, / Jenseits von Gut und Böse, bald des Lichts / Genießend, bald des Schattens, ganz nur Spiel, / Ganz See, ganz Mittag, ganz Zeit ohne Ziel …«*

*Friedrich Nietzsche: Sils Maria

Aber es ist auch egal, was Nietzsche erlebt hat. Es hat mit meinem Leben nichts zu tun. Welche Worte können mich leiten? Können Worte leiten? Ich habe Angst vor morgen. Bitte Butter und Diesel. Astrid. Wie es ihr wohl geht? Kann sie sich noch uneingeschränkt bewegen? Ich muss ihr etwas mitbringen. Aber was? Ich werde im Dorfladen irgendetwas aussuchen. Der Tod wohnt in Astrid, ich werde ihm morgen die Hand reichen und ihm in die Augen schauen. Der 21. Dezember. Wenn Astrid und Ingvar um mein Geheimnis wüssten ...

Am nächsten Morgen wacht Hansen früh auf, mit Krämpfen im Bauch, sein Kopf schmerzt und er hat Schüttelfrost. Er fühlt sich elend und krank. Seit Jahren ist er nicht mehr krank gewesen – und genau heute nun passiert es, heute, an dem Tag, an dem er endlich ins Dorf fahren wollte. Das ist schon seltsam. Wird er trotzdem fahren können?

Hansen stürzt zur Toilette und muss sich übergeben. Zurück im Schlafraum, kriecht er sofort wieder unter seine Bettdecke. Er zittert. Hat er Fieber? Vielleicht. Was soll er tun? Während dieser Schwedenreise zu erkranken, damit hat er überhaupt nicht gerechnet und entsprechend unvorbereitet ist er. Ja, eine kleine Reiseapotheke befindet sich im Auto, sonst aber hat er keine Medikamente dabei. Wahrscheinlich ist es nur eine unbedeutende Magenverstimmung. Vielleicht war irgendetwas mit dem Reststück Salami nicht in Ordnung, das er gestern Abend gegessen hat. Hansen gibt sich einen Ruck, steht erneut auf und kocht sich Tee, Kamillentee. Soll er dazu Rum trinken? Das wäre nicht schlecht. Danach könnte er wieder versuchen zu schlafen. Eine unangebrochene Flasche Havana Club steht auf dem Kühlschrank. Er hat sie aus Berlin mitgebracht. Den Whisky, der neben dem Rum steht, will Hansen nicht anrühren, den braucht er ja noch. Draußen regnet es in Strömen, Temperatur 8 Grad. Hansen rast noch einmal zur Toilette, diesmal aber hat ihn sein Gefühl getäuscht, er muss sich nicht mehr übergeben. Also zurück zum Tee. Er nimmt sich eine Wolldecke, schlägt sie um sich und setzt sich an seinen Holztisch. Sieben Uhr genau. Ihm ist heiß und kalt zugleich, seine Stirn glüht. Er ist sicher, dass er Fieber hat.

Als Kind wurde er oft von schweren Fieberalpträumen geplagt. Das war entsetzlich. So entsetzlich, dass er einmal zu seiner Mutter sagte: »Mama, wenn sie heute Nacht wieder kommen, möchte ich sterben. Wenn ich tot bin, haben sie keine Macht mehr über mich.« Da war Hansen gerade mal zehn Jahre alt. Die Mutter fragte ihn eindringlich, wen er denn mit »sie« meinte, bekam aber keine schlüssige Antwort. Denn Hansen wusste es ja selbst nicht. Das Wort Dämonen kannte er damals noch nicht. Er wusste nur, dass sie immer bei Fieber kamen, und je höher die Temperatur wurde, desto grausamer gebärdeten sie sich ihm gegenüber. Nach durchkämpfter Nacht, wenn er schweißnass aufwachte, konnte er sich nie konkret an Gestalten, Gesichter oder Geschehnisse erinnern.
Aber er wusste, dass schrecklich viele von ihnen da gewesen waren, in ihm gewütet hatten und dass sie wie besessen davon waren, ihn zu quälen, ihn im Meer der Angst zu ertränken. Der kleine Hansen war damals fest davon überzeugt, dass »sie« in den Tiefen seines Herzens hausten. Schon seit seiner Geburt. Er trug sie immer mit sich herum. Bei Tag allerdings und im normalen Leben blieben sie verborgen und stumm. Obwohl ihm, dem Kind, immer bewusst war, dass sie da waren. Kam aber das Fieber und wurde es Nacht, war Hansen verloren. Denn kaum war er eingeschlafen, krochen sie keuchend nach oben in seinen Kopf, Dutzende und Dutzende. Hansen wimmerte im Schlaf, und so oft kam die Mutter dann in sein Zimmer, weckte ihn, tröstete ihn, saß lange an seinem Bett, er aber weinte nur und schluchzte: »Ich will nicht mehr

einschlafen, sie warten schon auf mich, sie stehen hinter dem Tor. Mama, warum quälen sie mich so? Habe ich etwas Schlimmes getan?« Die Mutter streichelte ihm über den Kopf, verabreichte ihm ein leichtes Beruhigungsmittel und blieb noch eine Weile im Zimmer, bis er erneut eingeschlafen war.

Hatte der kleine Hansen die schweren Alpträume gehabt, so war er den ganzen Tag danach noch in angeschlagener Stimmung. Er fühlte sich bedroht von fremden Mächten, und besonders bedrückend war es für ihn, dass diese Mächte nicht von außerhalb zu kommen schienen, sondern Teil seines Selbst waren.

Hansen entscheidet sich für den Rum. Eine Tasse Tee noch, dann eine ganze Tasse Rum. Er trinkt ihn gierig und mit Genuss. Jetzt zurück ins Bett. Er will schlafen. Hoffentlich noch ein paar Stunden. Und tatsächlich, er schläft sofort ein.

Erst am Nachmittag gegen siebzehn Uhr wacht er wieder auf. Es war ein tiefer und traumloser Schlaf. Hansens Bett fühlt sich klamm und feucht an. Er hat während des Schlafens stark geschwitzt. Jetzt aber geht es ihm wesentlich besser als noch am Morgen. Ihm ist weder heiß noch kalt und auch von der Übelkeit ist nichts mehr zu spüren. Er steht auf und hat sogar Appetit auf ein Frühstück. Zwei Eier liegen noch im Kühlschrank, die will er sich braten, dazu gibt es Brot und die letzten Scheiben Käse.

Heute wird er nicht mehr ins Dort fahren, dazu ist es zu spät. Morgen Vormittag allerdings soll es geschehen! Und seine Angst vor den Begegnungen? Die Panik davor, sprechen zu müssen? Die Sorgen, Astrid und Ingvar nicht gerecht zu werden? Hansen verdrängt alles, lässt diese Gedanken nicht mehr zu. Er will am nächsten Tag ins Dorf, nur das zählt.

Um halb neun fährt er los. Es ist ein grauer, aber trockener Morgen, das Thermometer zeigt 13 Grad. Auf dem Weg ins Dorf begegnet ihm nicht ein Auto. Er fährt zügig. Und dann sieht er auch schon die ersten Häuser, kleine bunte Schwedenhäuser mit Garagen oder schuppenähnlichen Anbauten. Nach einer scharfen Kurve sind es nur noch wenige Meter bis zur Tankstelle. Hier will er mit seinen Erledigungen beginnen. Er fährt an die Zapfsäule. Keine Selbstbedienung. Ein älterer Mann kommt aus dem Tankstellenladen und fragt Hansen, was er möchte. »Diesel und Öl«, sagt Hansen. Er ist aufgeregt, aber diese Antwort ist ihm gut und schnell gelungen. Wortlos hantiert der Mann an Hansens Auto herum. Hansen hat ein paar Schritte zur Seite gemacht und tut nun so, als würde er sich das neben der Tankstelle gelegene Haus anschauen, das offenbar gerade renoviert wird. Es scheint, als würde er alles genau begutachten, besonders das Dach, das gerade neu gedeckt wird. In Wirklichkeit aber starrt er in den Himmel und hofft, dass der Mann nicht allzu lange braucht. Und tatsächlich geht alles recht schnell. Der Mann nickt Hansen nur zu und verschwindet wieder in seinen Laden. Hansen hinterher. Er bezahlt, bedankt sich und verlässt erleichtert die Tankstelle. Die erste Hürde ist genommen. Nun zum kleinen Supermarkt. Hansen fährt knapp hundert Meter weiter und parkt direkt vor dem Eingang. Er geht hinein. Nur zwei weitere Kunden sind im Raum. Die Angestellte grüßt Hansen freundlich und fragt ihn auf Deutsch: »Wir haben dich hier lange nicht gesehen. Alles okay bei dir?« Hansen läuft rot an, das spürt er. Nun muss er irgendetwas sagen. Etwas Belangloses. Und er muss freundlich und normal dabei wirken. Sein Pulsschlag beschleunigt sich. Die Frau schaut Hansen erwartungsvoll an. Ein etwas zu langer Moment des Schweigens entsteht, der Hansen noch nervöser macht. »Wirklich alles okay?«, legt die Verkäuferin nach. Sie hat also gemerkt, dass mit Hansen etwas nicht stimmt, sonst hätte sie nicht noch einmal nachgefragt. Jetzt muss Hansen handeln, sonst geht alles schief. »Aber ja«, sagt Hansen etwas zu euphorisch, »alles gut, ich war nur viel in den Wäldern unterwegs.« Er wartet die Reaktion der Frau gar nicht ab, sondern dreht sich zur Seite und nimmt aus einem Regal Brot und Kaffee. Er findet, dass seine Stimme fürchterlich klingt, aber das ist nun auch gleichgültig. Die meisten Dinge, die er braucht, befinden sich in den Selbstbedienungsregalen. Fleisch, Salami, Käse und Butter allerdings bekommt er nur an der Verkaufstheke. Er muss also wieder mit der Verkäuferin sprechen. Kein Weg führt daran vorbei. Mittlerweile ist Hansen der einzige Kunde in dem kleinen Supermarkt. Die Verkäuferin ordnet hinter der Verkaufstheke einige Lebensmittel. Hansen drückt sich noch ein wenig zwischen den Regalen herum. Das, was er sich selbst nehmen kann, befindet sich bereits in seinem Einkaufswagen. Jetzt schaut er sich Artikel an, die er gar nicht kaufen will, und schielt dabei immer wieder zu der Verkäuferin. Sie scheint allerdings von Hansen nicht irritiert zu sein, denn sie geht entspannt ihrer Arbeit nach und wirft nicht einmal einen Blick in seine Richtung. Gut, er kann nicht länger zwischen den Regalen hin und her streunen. Er fasst sich ein Herz und geht geradewegs zur Theke. Ohne zu zögern und ohne den Blickkontakt mit der Frau abzuwarten, zählt er alles auf, was er haben möchte. »Ja, gerne, aber eins nach dem anderen«, sagt die Frau. Hansen spürt, dass ihm der Schweiß auf der Stirn steht. Sieht sie das? Der Laden ist keineswegs überheizt. Sie schaut ihn allerdings nicht an, sondern ist mit dem Rentierfleisch beschäftigt. »Was möchtest du noch?« »Butter, zwei Pfund bitte«, Hansen schämt sich für seine Stimme, die ihm wirklich grauenvoll erscheint. Und so geht das eine Weile, bis die Verkäuferin Hansen alles über die Theke gereicht hat, was er wünscht. Er atmet auf und fühlt, dass sein Hemd und seine Jacke unter den Armen schweißgetränkt sind. Aber egal, er hat seine Lebensmittel! Allerdings muss er jetzt noch zur Kasse und steht dort der Frau wieder gegenüber. An der Kasse aber kann man getrost schweigen, daran ist nichts Auffälliges. Dieser Gedanke beruhigt ihn ein wenig. Plötzlich fällt ihm ein, dass er noch nichts für Astrid gekauft hat. Also, zurück in die Regalreihen und suchen! Was nimmt man einer so schwer kranken Frau mit? Soll er einen ausgefallenen Saft kaufen? Im Regal stehen einige Flaschen Granatapfelsaft. Aber kann sie überhaupt noch normal essen und trinken? Der Laden hat sonst nichts Besonderes zu bieten. Die üblichen Toilettenartikel, ein kleines Sortiment Haushaltswaren und diverse Accessoires wie Kerzen, Kerzenständer, kleine Bilderrahmen, ein paar Strohblumen, bunte Vasen, Schnitzereien aus Rentiergeweihen und so weiter. All das ist nichts für Astrid. Und nun? Da fällt Hansen ein, dass im Auto ja seine Hörbücher liegen. Darunter eine großartige Aufnahme von Thomas Manns *Zauberberg*. Die will er Astrid schenken! Ja, das ist eine gute Idee! Sie spricht, ebenso wie Ingvar, fließend Deutsch. Vielleicht mag sie Mann, vielleicht gefällt ihr der *Zauberberg*. Hansen geht zur Kasse, legt Artikel für Artikel auf das kleine Laufband und versucht krampfhaft, die Verkäuferin nicht anzuschauen. Und sie scheint tatsächlich begriffen zu haben, dass man mit Hansen nicht plaudern kann oder er das Gespräch nicht sucht. Also schweigt auch sie, tippt rasch die Preise in die Kasse und packt am Ende Hansens Einkauf sogar noch in vier große Papiertüten. Dann nennt sie den zu zahlenden Betrag, Hansen reicht ihr seine Kreditkarte und binnen Sekunden ist alles erledigt. »Vielen Dank«, sagt er noch und verlässt schnellen Schrittes den Supermarkt.

Er lässt sich in den Fahrersitz seines Autos fallen und ist überaus stolz, dass er Tanken und Einkaufen geschafft hat. Die zweite Hürde für heute.

Ingvar und Astrid wohnen direkt an der Dorfstraße in einem dunkelblauen, mittelgroßen Holzhaus. Hansen klingelt nun schon zum dritten Mal. Diesmal etwas länger. Ingvars Auto steht vor der Tür, also sollte zumindest er zu Hause sein. Plötzlich hört er Ingvars Stimme, er sagt irgendetwas auf Schwedisch. Und schon geht die Tür auf.
»Hansen! Was für eine Überraschung! Komm rein, wir waren im Keller, hast du schon öfter geklingelt?«
»Ja, dreimal.«
Ingvar führt Hansen durch den kleinen Flur des Hauses direkt ins Wohnzimmer.
»Setz dich, Hansen, ich freue mich über deinen Besuch. Ich werde gleich Astrid rufen. Möchtest du etwas trinken?«
»Nein, danke! Ich wollte euch nur einen kurzen Besuch abstatten.«
»Wie meinst du das: *Besuch abstatten*?«
»Ich meine, ich möchte euch gerne besuchen!«
»Das ist nett von dir, Hansen, Astrid wird sich bestimmt sehr freuen. Ich hole sie.«
Ingvar verlässt das Wohnzimmer, und während er noch im Flur ist, ruft er bereits nach Astrid.
Ganz kurz ist Hansen allein. Er ist angespannt, aber froh darüber, dass die Begrüßung perfekt gelungen ist. Nun aber hat er Angst vor der Begegnung mit Astrid. Er schwitzt wieder stark und sein Puls rast. Einige Sekunden überlegt er, aus dem Haus zu fliehen und einfach wegzufahren. Aber – nein! Das wäre besonders Astrid gegenüber ungeheuerlich. Er reißt sich zusammen. In diesem Moment hört er Schritte und ein paar schwedische Wortfetzen und schon betreten Ingvar und Astrid den Raum. Hansen steht sofort auf, geht ein paar Schritte auf Astrid zu und sagt: »Ich freue mich, dich zu sehen!«
Hansen ist tiefbewegt. Denn Astrid hat eine ungemein sympathische Ausstrahlung und er denkt daran, in welcher Not und Angst sie wohl derzeit lebt.

»Hansen, wie schön! Du besuchst uns!«
Er streckt der kleinen, bunt angezogenen Frau die Hand entgegen, sie aber umarmt ihn sofort und hält ihn kurz, aber herzlich fest umschlungen.
»Nun setz dich mal wieder! Und wir wollen dir erstmal etwas anbieten. Was möchtest du? Kaffee haben wir gerade frisch gekocht. Oder lieber Tee? Kuchen habe ich heute Morgen auch gebacken, er ist noch ganz warm ...«
»Vielen Dank, aber ... naja, einen Kaffee würde ich schon gern nehmen!«
Ingvar geht in die Küche und holt Tassen und die Kaffeekanne.
Eine kurze Zeit plaudern die drei über das Wetter, den Wald und über Moltebeeren. Es ist für Hansen sehr anstrengend. Dann aber fragt er Astrid ganz unvermittelt: »Wie geht es dir? Wie fühlst du dich?«
Es entsteht eine kleine Gesprächspause. Astrid nimmt einen Schluck Kaffee und zieht an den Ärmeln ihrer Strickjacke.
»Tja, Hansen, Ingvar hat dir ja alles erzählt. Heute geht es mir ganz gut – bis jetzt. Aber gestern habe ich den ganzen Tag im Bett gelegen. Es ist eine schwere Zeit.«
»Musst du viele Medikamente einnehmen?«
»Ach, eine ganze Handvoll nehme ich jeden Tag ein. Sonst könnte ich die Schmerzen gar nicht aushalten.«
Hansen bemerkt, dass er ganz ruhig geworden ist. Er kann normal sprechen und er hat keine Angst, Ingvar und Astrid irgendwie zu irritieren. Auch seine Stimme klingt für ihn besser als gerade eben noch.
»O je, nun hätte ich das beinahe vergessen!«
Er zieht aus seiner Jackentasche das Thomas-Mann-Hörbuch und legt es auf den Tisch.
»Das ist für dich, Astrid! Ich hoffe, du magst Thomas Mann. Es ist eine hervorragende Aufnahme.«

Astrid nimmt das Hörbuch vom Tisch, schaut sich das Co-

ver genau an und sagt: »Hansen, das ist ein sehr schönes Geschenk. Weißt du, was das erste Buch war, das ich auf Deutsch gelesen habe? Es war *Der Tod in Venedig*! Ich habe viel von Mann gelernt. Hab herzlichen Dank!«
»Hast du überhaupt noch Lust, zu lesen – in diesem Fall zu hören?«
»O ja, wenn die Schmerzen nicht allzu stark sind, lese ich stundenlang. Lesen bedeutet ja am Leben teilhaben. Und das möchte ich, solange es geht.«
»Ich hatte einen Freund, der sich das Leben genommen hat. Die letzten Monate vor seinem Tod hat er kein Buch mehr angerührt.«
»War es ein naher Freund?«, fragt Ingvar.
»Ja, sehr nahe. Er wollte einfach nicht mehr leben.«
»War er krank?«, fragt Astrid
»Nein, überhaupt nicht. Er war nur des Lebens satt und müde.«
»Ach, wie traurig! Das Leben ist doch ein so großes Geschenk. Und wenn man in eine Sackgasse gerät, kann man doch immer wieder neu beginnen. Jeder Tag ist ein kleines Leben. So empfinde ich es für mich. Aber vielleicht kann das nicht jeder so sehen, ich möchte nicht urteilen.«
»Ich glaube, er war wirklich am Ende.«
Hansen bemerkt, dass er sich für diesen Satz schämt. Obwohl Astrid und Ingvar ja gar nicht wissen, von wem er spricht.
»Wollt ihr denn noch eine Reise machen?«, fragt Hansen.
»Ich würde schon gern«, sagt Astrid, »aber ich fürchte, ich habe dazu nicht mehr die Kraft. Hier bei uns zu Hause ist es ja auch sehr schön.«
Ingvar sitzt auf dem Sofa und schaut auf den Boden.
Es kommt zu einer kleinen Gesprächspause.
»Weißt du, Hansen, es kann sich ja jeden Tag alles radikal ändern. Und zwar so, dass ich aus dem Bett gar nicht mehr herauskomme.«

»Hast du Angst, Astrid?«
Hansen wundert sich über sich selbst, dass er eine so intime Frage stellt. Denn Astrid ist im Grunde eine Fremde für ihn. Früher hat er sich mit ihr nie über persönliche Dinge unterhalten.
»Du bist der Erste, Hansen, der mir diese Frage stellt – außer Ingvar natürlich. Die andern tun fast alle so, als würde es schon gutgehen. Aber es wird nicht gutgehen. Ich weiß, dass der Tod bald kommen wird … und, nun ja, Angst?«
Astrid schweigt einen Moment, schaut Ingvar und dann Hansen an.
»Ich habe furchtbare Angst …«
Gesprächspause.
»Ich habe furchtbare Angst, Ingvar zu verlieren, es tut mir so weh, ihn allein lassen zu müssen …«
Und dann schluchzt Astrid, und Ingvar sitzt still auf dem Sofa und weint.
Und Hansen ist so ergriffen, dass auch ihm die Tränen über die Wangen laufen.
»Ach, das ist doch alles falsch«, sagt Astrid resolut, »da sitzen wir drei hier und heulen! Ich lebe ja noch, und heute geht es mir sehr gut. Erzähl du doch ein wenig von dir, Hansen. Wie geht es dir denn da draußen in der Einsamkeit?«
Hansen hat einen Kloß im Hals und sagt zunächst nichts. Aber er muss jetzt etwas sagen!
»Mir … naja, ach … mir«, stottert er, »mir geht es recht gut. Obwohl ich ja schon oft hier war …«
Kurze Pause.
»… aber so intensiv habe ich alles noch nie erlebt. Ich glaube, es liegt am Alleinsein und an der Stille.«
»Ja, die Stille ist gut für jeden Menschen«, sagt Ingvar. »Als junger Mann war ich oft wochenlang allein in den Wäldern. Danach sieht man sich selbst und das Leben in einem anderen Licht.«

»Willst du nicht doch ein Stück frischen Kuchen?«, fragt Astrid.
»Warum eigentlich nicht?! Ich habe schon lange keinen selbstgebackenen Kuchen mehr gegessen.«
Dass das Zusammensein mit Astrid und Ingvar so verlaufen würde, hätte Hansen nicht gedacht.
Astrid geht in die Küche und kommt mit einem großen Teller zurück, auf dem sechs oder sieben großzügig geschnittene Stücke Marmorkuchen liegen.
»Nimm dir, so viel du willst!«
Nun verläuft die Unterhaltung recht oberflächlich. Ingvar erzählt von den Veränderungen im Dorf, von der Jagd und vom letzten schneereichen Winter. Und Astrid ist sehr an Berlin interessiert. Viermal ist sie schon dort gewesen, aber das ist lange her. Hansen muss erzählen und erzählen. Es gelingt ihm recht gut.
»Es ist eine außergewöhnliche Stadt«, sagt Astrid, »so viel Geschichte, so viel Kultur, und in der Philharmonie habe ich die schönsten Konzerte meines Lebens gehört.«
»Du magst Musik?«
»Ich könnte mir ein Leben ohne Musik gar nicht vorstellen. Schließlich habe ich ja auch über zwanzig Jahre als Musiklehrerin hier bei uns in der Schule gearbeitet.«
»O, das wusste ich gar nicht. Hast du einen Lieblingskomponisten?«
»Das ist schwer zu sagen. Eigentlich Mahler. Aber an zweiter Stelle kommt schon Franz Liszt. Er begleitet mich seit meiner frühen Jugend.«
Hansen muss plötzlich an Philipp denken. Mit ihm war er zum letzten Mal in einem Konzert. In München, Händels *Messias*. Philipp liebt sakrale Musik. Wie geht es ihm?
»Hansen, wenn du magst, könnte ich dir ein schönes deutsches Lied vortragen, ich habe es immer so gerne gesungen«, sagt Astrid.

»Natürlich, ich würde mich sehr freuen! Was ist es denn für ein Lied?«
»Lass dich überraschen! Aber ich kann es natürlich nicht so singen wie eine Frau mit einer ausgebildeten Stimme, ich singe es ganz einfach mit meiner Durchschnittsstimme.«
»Das macht überhaupt nichts. Ich bin sehr gespannt.«
Astrid nickt Ingvar zu und sagt: »Du weißt schon!«
»Ja«, sagt Ingvar, geht zum Schrank, holt ein Notenheft und setzt sich an das kleine Klavier, das in einer Ecke des Wohnzimmers steht.
Mit allem hätte Hansen hier gerechnet, nicht aber mit einer musikalischen Darbietung. Nun wird also gleich eine todgeweihte Frau extra für ihn ein Lied singen, begleitet von ihrem von Sorge und Traurigkeit gezeichneten Ehemann. Für Sekunden kommt sich Hansen vor wie in einem Spielfilm.
Ingvar fängt an zu spielen. Und schon nach wenigen Takten beginnt Astrid, die sich neben das kleine Klavier gestellt hat, zu singen:

»O lieb', solang du lieben kannst!
O lieb', solang du lieben magst!
Die Stunde kommt, die Stunde kommt,
Wo du an Gräbern stehst und klagst!
Und wer dir seine Brust erschließt,
O tu ihm, was du kannst, zulieb'!
Und mach' ihm jede Stunde froh,
Und mach' ihm keine Stunde trüb!
Und hüte deine Zunge wohl,
Bald ist ein böses Wort gesagt!
O Gott, es war nicht bös gemeint –
Der andre aber geht und klagt.
Dann kniest du nieder an der Gruft
Und sprichst: O schau' auf mich herab,
Der hier an deinem Grabe weint!

Vergib, dass ich gekränkt dich hab'!
O Gott, es war nicht bös gemeint!
Er aber sieht und hört dich nicht,
Kommt nicht, dass du ihn froh umfängst;
Der Mund, der oft dich küsste, spricht
Nie wieder: Ich vergab dir längst!
Er tat's, vergab dir lange schon,
Doch manche heiße Träne fiel
Um dich und um dein herbes Wort –
Doch still – er ruht, er ist am Ziel.
O lieb', solang du lieben kannst!
O lieb', solang du lieben magst!
Die Stunde kommt, die Stunde kommt,
Wo du an Gräbern stehst und klagst!«*

Das Lied ist zu Ende und Hansen ringt um Fassung. Unter keinen Umständen möchte er sich etwas anmerken lassen. Er atmet mehrmals tief durch, bedankt sich für das Lied und lobt Astrid für den fabelhaften Vortrag. Er trinkt in wenigen Zügen eine zweite Tasse Kaffee, Astrid erzählt einiges über den gerade gehörten Text, Ingvar sitzt still auf dem Sofa, draußen hat es angefangen zu regnen. Jetzt gelingt es Hansen nicht mehr, sich normal zu unterhalten. Er stellt ein paar kurze Fragen, mehr ist nicht drin. Wie erstarrt sitzt er in seinem Sessel, in Gedanken ist er weit weg. Bei Philipp, den Wesen im Wald, dem 21. Dezember, er sieht Kay und Karl und die in schwarze Tücher gehüllte gesichtslose Gestalt, er meint zu fühlen, wie er in der Eiseskälte stirbt und hört dabei aus der Ferne ein spöttisches Gelächter.
»Noch ein Stück Kuchen, Hansen?«, fragt Astrid.
Hansen zuckt zusammen.
»Äh ... nein danke! Ich werde jetzt aufbrechen ...«

*Gedicht von Ferdinand Freiligrath, vertont von Franz Liszt

Astrid und Ingvar versuchen ihn noch zum Bleiben zu bewegen, Hansen aber lehnt entschieden ab. Er will so schnell wie möglich weg. Die beiden begleiten ihn zur Tür, wo Hansen Astrid in den Arm nimmt. Nur ein leises »Auf Wiedersehen« kommt ihm über die Lippen. Ingvar schüttelt er lange die Hand und schaut ihn dabei nickend an, dann geht er rasch zu seinem Auto. Er steigt ein. Astrid und Ingvar stehen in der geöffneten Tür ihres Hauses und winken Hansen noch zu. Er aber schaut nicht mehr zu ihnen hinüber.

5

»Der Dämon des Überdrusses (Akedia), der auch ›Mittagsdämon‹ genannt wird, ist von allen Dämonen der drückendste …

Die bösartigen Dämonen schleppen zu ihrer Hilfe Dämonen heran, die noch bösartiger sind als sie. Und mögen sie auch im Hinblick auf ihre Beschaffenheit einander entgegengesetzt sein, so sind sie sich doch in einem einig: dem Verderben der Seele …

Je mehr der Mensch Fortschritte macht, desto heftiger wird der Widerstand der Dämonen …

Es ist von höchster Wichtigkeit, dieses Spiel zu durchschauen.«*

Hansen ist das Zeitgefühl völlig abhandengekommen. Er weiß nicht mehr, welcher Tag gerade ist, und er weiß nicht, wie viele Tage seit seinem Besuch bei Astrid und Ingvar vergangen sind. Er vegetiert dahin. Er schläft manchmal zwölf bis vierzehn Stunden und verbringt dann den Rest des Tages auch noch im Bett. Meist dösend. Ab und zu blättert er in alten Illustrierten, die er in seinem Auto gefunden hat. Oder er schaltet sein kleines Transistorradio ein, das er immer auf Reisen bei sich hat, und hört irgendeine schwedische Sendung, ohne allerdings ein Wort davon zu verstehen. Nach draußen in die Natur ist er schon lange nicht mehr gegangen. Bestenfalls begibt er sich für kurze Zeit vor sein Haus, wo er auf einer kleinen Holzbank sitzt und auf den See starrt, soweit das Wetter es zulässt. Dann aber flieht er wieder in seine Hütte, in sein Bett. Er isst wenig und hat entsprechend an Körpergewicht verloren. Auch den Wein und den Rum rührt er

*Wüstenvater Evagrios Pontikus (Hrsg.Gabriel Bunge): Der Praktikos

kaum mehr an. Eine Mail hat er in den letzten Wochen an Philipp geschrieben. Wieder mit belanglosem Inhalt. Darauf antwortete Philipp:

»Hallo Paps, ist wirklich alles in Ordnung mit dir? Du meldest dich so selten, und deine Post wirkt irgendwie seltsam. Oder täusche ich mich? Natürlich will ich dich nicht bedrängen, anders oder ausführlicher zu schreiben. Du hältst ja gerade quasi Exerzitien, nur ohne Gott, dafür aber mit dir selbst. Vielleicht kann man dann nicht so kommunizieren, wie man es sonst täte. Schreib mir einfach, wenn dir danach ist. Ich denke so viel an dich, du fehlst mir sehr. Wann werden wir uns wiedersehen?

Dein Philipp«

Heute ist Hansen früher als sonst aufgestanden. Vielleicht hat ihn der Selbstekel geweckt. Denn ihm ist klar, was er tut. Er hat sich in den letzten Wochen beinahe ungebremst gehen lassen, er hat sich nicht rasiert und nicht einmal geduscht. Dafür verachtet er sich. Er ist von sich selbst angewidert. So geht es nicht weiter. Entweder er ändert ab sofort sein Verhalten oder er wird sich schon in den nächsten Tagen umbringen. Er stellt sich vor, wie jämmerlich es wäre, wenn er bis zum 21. Dezember sein Leben auf diese Weise fristen würde.

Der 21. Dezember! Wie viele Tage sind es noch bis dahin? Hansen schaut auf den Kalender in seinem Handy und beginnt zu rechnen. Genau 100 Tage hat er noch zu leben! Viele Sterbende wären glücklich und dankbar, würde man ihnen noch 100 Tage schenken. Für Hansen aber ist diese Zahl etwas Abstraktes, sie weckt in ihm keinerlei Gefühle. Gut, dann also noch 100 Tage. Bald wird der erste Frost kommen und der erste Schnee wird fallen. Bis zum endgültigen Wintereinbruch aber werden bestimmt noch fünf bis sechs Wochen vergehen. Der heutige Tag soll für Hansen ein Wendepunkt werden. Er will wach und mit erhobenem Haupt auf den 21. Dezember zugehen. Schluss mit Dahindämmern und Schlafen. Wie unwürdig! So soll ihn der Tod nicht in Empfang nehmen.

Er schaut aus dem Fenster und es überkommt ihn ein Freudenhauch, denn er bemerkt, dass die Birken, die im Uferbereich seines Sees stehen, eine rotorange Färbung angenommen haben. Der schwedische Indian Summer, Ruska genannt, hat also begonnen. Zu dieser Zeit ist Hansen noch nie in Lappland gewesen, obwohl er es sich so oft gewünscht hatte. Aber irgendwie war immer etwas dazwischengekommen. Dafür hat er sich Unmengen von Fotos angeschaut und viel über diesen herbstlichen Zauber des Nordens gelesen. Heute will er endlich wieder nach draußen gehen und wandern. Er muss raus aus der Hütte. Tief in sich spürt er – bewusst ist es ihm nicht –, dass das monotone Gehen in der stillen Natur richtig für ihn ist und es ihm den Blick nach innen noch weiter öffnet. Denn genau dorthin will er schauen, obwohl ihm nicht klar ist, warum. Zunächst aber muss er sich um seinen Körper kümmern. Er duscht lange, rasiert sich und schneidet seine Nägel. Er war kurz davor, zu verwahrlosen. Endlich kann er auch wieder in den Spiegel schauen, was während der letzten Wochen kaum möglich war.

Am späten Vormittag ist er bereit zum Aufbruch. Die Sonne scheint, aber es ist kühl. Keine Wolke am Himmel, reines, tiefes Blau. Hansen nimmt seinen Weg, der unweit der Hütte in die Wildnis führt. Indian Summer. Ein Farbenrausch umgibt ihn schon nach wenigen hundert Metern. Vielleicht hat es in den vergangenen Nächten doch schon einmal oder gar mehrmals Frost gegeben. Die buntgelben Birkenblätter leuchten geradezu in der Mittagssonne, purpurrot strahlen die kleinen Sträucher der Alpen-Bärentraube, die überall im Wald wachsen, weinrote Heide, wohin man auch schaut. Und dann die Ebereschen, Hansens Lieblingsbäume, sie glühen in Dunkelrot, Gelb und Orange. Es ist eine andere Welt als noch vor einem Monat. Hansen ist beeindruckt. So etwas hat er noch nie gesehen. Der Herbst in Deutschland wirkt dagegen fad und matt. Nach einer Weile kommt er auf eine Anhöhe und schaut sich um. Die Südhänge sind noch sattgrün, während die Nordhänge bereits rot vergoldet sind. Aber lange wird es nicht mehr dauern, bis der Indian Summer alles in Beschlag genommen haben wird. Allerdings nur für kurze Zeit, denn dann kommen Schnee, Eis, Kälte und die große Dunkelheit.

Hansen denkt zum ersten Mal seit seiner Ankunft in Schweden über Mücken nach. Wo waren die Mücken eigentlich im Sommer? Diese erbärmlichen Plagegeister, die alljährlich in Heerscharen über Menschen und Tiere herfallen. Jetzt im September gibt es sie nicht mehr, das ist klar, aber es gab sie offenbar auch nicht in den Monaten davor. Zumindest nicht im Übermaß. Da erinnert sich Hansen an ein Gespräch mit einem alten Samen, vor Jahren. Er berichtete ihm, dass mückenarme Sommer durchaus vorkämen, wenn auch selten. Den Grund dafür hat Hansen vergessen. Und in den letzten Monaten war er so sehr mit sich selbst beschäftigt, dass ihm diese Kapriole der Natur gar nicht aufgefallen ist. Also keine lästige Mückenplage in diesem Jahr. Gut! Aber sonderbar, da kommt er zum Sterben nach Lappland – und die Mücken wollen ihn nicht sehen, sie bleiben einfach weg.

Er fühlt sich, als wäre er nach einer langen schweren Erkrankung zum ersten Mal wieder auf den Beinen und unterwegs. Die kühle Luft tut ihm gut, noch ist sein Kopf leer. Er will heute aber nur ein paar Stunden gehen, sozusagen zur Eingewöhnung. Die Welt scheint ihm rein und klar, leichter Wind weht ihm ins Gesicht. Nach ein paar Kilometern allerdings packt ihn von einer Sekunde auf die andere sein Gewissen, der Kopf ist jetzt alles andere als leer, der schöne Herbst vermag ihn nicht mehr abzulenken.

Philipp! Nur Gedanken an Philipp. Wie kann er, Hansen, sich so egoistisch seinem Sohn gegenüber verhalten? Er schreibt ihm, wenn überhaupt, belangloses Zeug, beantwortet keine Fragen, lügt sogar manchmal und geht überhaupt nicht auf das ein, was Philipp in seinen Mails erzählt. Und was wird er seinem geliebten Sohn am 21. Dezember antun?! Hätte Hansen sich kurz entschlossen in Berlin umgebracht, wäre das verstohlene Sich-davon-Machen psychologisch vielleicht noch erklärbar und somit entschuldbar gewesen. So aber erfährt Philipp irgendwann nach dem 21. Dezember, wie lange sein Vater alles minuziös geplant und im Kopf hatte. Und dann fährt er auch noch nach Schweden, denkt sechs Monate wahrscheinlich über nichts anderes nach und lässt Philipp komplett im Dunkeln. Das ist doch übel! Wie aber soll sich Hansen verhalten? Schreibt er seinem Sohn offen und ehrlich, was gerade mit ihm passiert, wird dieser in große Sorge geraten. Und niemals könnte er seinem Sohn ankündigen, was er im Dezember vorhat. Es wird ein Schock für Philipp. Ja! Himmel, das wird es! Aber Philipp wird seinen Weg gehen, auch ohne Hansen. Gut weitergehen. Dafür aber muss Philipp seinen Vater zumindest verstehen. Wie aber soll er ihn verstehen können, wenn er nichts von ihm weiß? Gar nichts von alledem, was Hansen zu seiner Entscheidung bewogen hat. Kay wird es ihm nicht schlüssig erklären können. Was überhaupt hat Kay von dem letzten Gespräch mit Hansen behalten? Welch ein Fehler, Philipp keinen Brief hinterlassen zu haben! In Berlin, in seiner Wohnung! So, wie Kay es vorgeschlagen hat, aber Hansen ist einfach darüber hinweggegangen. »Ich könnte ihm aus Schweden, kurz bevor es geschieht, einen Brief schreiben«, hat Hansen damals gesagt, aber es nie ernsthaft erwogen. Er wollte sich sang- und klanglos davonstehlen. So sieht er die Sache jetzt. Aber noch ist es nicht zu spät. Noch lange nicht. 100 Tage. Er wird schreiben! Und den Brief legt er am 21. Dezember, bevor er in den Schnee geht, mitten auf den Holztisch in seiner Hütte. Ingvar wird ihn finden und sich um alles kümmern.

Ingvar. Astrid. Ob ihr Zustand noch stabil ist? Bis Ende des Jahres hat Hansen die Hütte gemietet. Und dann? Ingvar wird sich wundern, dass Hansen den Schlüssel nicht zurückbringt und sich verabschiedet. Er wird ein paar Tage warten und dann wird er zur Hütte fahren, um nach dem Rechten zu sehen. Und er wird Hansen suchen. Ach Gott, könnte es sein, dass gerade Ingvar seine sterblichen Überreste, wie immer sie auch aussehen mögen, findet? Dante. Obwohl Hansen gerade durch das Paradies wandert, denkt er an die Hölle:

»Durch mich geht man hinein zur Stadt der Trauer,
Durch mich geht man hinein zum ewigen Schmerze,
Durch mich geht man zu dem verlornen Volke.
Gerechtigkeit trieb meinen hohen Schöpfer,
Geschaffen haben mich die Allmacht Gottes,
Die höchste Weisheit und die erste Liebe.
Vor mir ist kein geschaffen Ding gewesen,
Nur Ewiges, und ich muss ewig dauern.
Lasst, die ihr eintretet, alle Hoffnung fahren!«*

Am nächsten Tag entscheidet sich Hansen für eine Tour in den Muddus, einen von seiner Hütte etwas weiter entfernten Nationalpark. Dort ist er vor vielen Jahren einmal gewesen. Der Muddus besteht aus riesigen Urwäldern, zumeist Fichten und Zwergbirken, sowie weitläufigen Moorlandschaften. Hier ist fast alles wild und unerschlossen. Nur wenige Wanderwege durchziehen einen Teil des Nationalparks, der Rest ist unberührt, urzeitlich und unwirtlich.

 *Dante Alighieri: Die Göttliche Komödie, Inschrift auf dem Tor zur Hölle

Hansen hat für zwei Tage Proviant dabei. Um zum Eingang des Muddus zu gelangen, muss er eine etwa zehn Kilometer lange Schotterpiste fahren. Gegen neun Uhr steht er auf einem kleinen, in den Wald geschlagenen Parkplatz: Muddus Nationalpark. Niemand sonst parkt hier. Kein Empfang auf dem Smartphone. Es ist heute ein grauer Tag, wohl keine Chance auf Sonne, 7 Grad plus. Regen aber wird es voraussichtlich nicht geben. Hansen geht los. Seinen Winterschlafsack hat er auch eingepackt, aber vielleicht fährt er am Abend wieder zurück. Er ist noch unentschlossen.

Schon gleich zu Beginn, er ist gerade mal eine Viertelstunde unterwegs, werden die Erinnerungen an seinen früheren Besuch hier wach. Ja, so war es! Der Muddus ist düster, selbst am helllichten Tag. Der Urwald, durch den der schmale Wanderweg führt, hat etwas Unheimliches. Seit Jahrtausenden steht dieser Wald in der Stille, und es scheint, als wisse er um die Mysterien der Welt, des Lebens und des Todes. Hansen schaut sich nicht um. Er geht schneller als gewohnt und richtet seinen Blick fest nach vorne. Dabei fixiert er in der Ferne einen Baum oder ein Gehölz und schaut kaum auf den Weg vor sich. Wie würzig die Luft riecht! Zeit seines Lebens hat Hansen großen Respekt vor Bäumen gehabt. Er verehrt sie geradezu. Und je den gefällten Baum am Straßenrand würde er am liebsten laut beweinen. Wie lange diese prachtvollen Lebewesen brauchen, um ihre Größe und Gestalt zu erreichen. Wie majestätisch sie sich dem Himmel entgegenstrecken und wie tief verwurzelt sie mit Mutter Erde sind. Und dann kommt der Mensch, dieses furchtbare Raubtier, mit einer Kettensäge und binnen Minuten ist all die Schönheit und Anmut zerstört und auf immer vernichtet. Wenn es nach Hansen ginge, würden überhaupt keine Bäume gefällt. Genauso wie hier. Seit Urzeiten wachsen und stehen sie ungestört. Und die gestorbenen Bäume liegen kreuz und quer im Wald und bieten mit ihrem toten Körper Myriaden von Kleinstlebewesen Schutz und Nahrung. Hansen geht jetzt langsamer. Er muss aufpassen, nicht zu stolpern. So viele Wurzeln und Äste überall. Wie lange ist er eigentlich schon unterwegs? Er denkt darüber nach, ob ein Baum ein Bewusstsein hat, ob er weiß, dass er ein Baum ist, ob er fähig ist, Freude oder Trauer zu empfinden, Leid und Glück? Vielleicht. Aber wenn, dann auf einer ganz anderen Ebene als der Mensch. Vielleicht verfügen Pflanzen, so auch Bäume, über eine fremdartige Intelligenz, die mit der menschlichen überhaupt nicht zu vergleichen ist. Überall Geheimnis.

Der Wald wird immer düsterer. Wäre Hansen gern ein Baum? Ja, lieber als ein Tier. Denn ein Baum empfindet die Zeit anders (mutmaßt Hansen). Der Wald wird dichter. Was ist mit Hansen los? Er schaut nun gar nicht mehr auf den Weg. Er geht einfach immer weiter. Befindet er sich überhaupt noch auf dem Wanderweg? In dieser Gegend den Weg zu verlassen, kann lebensgefährlich sein. Hansen starrt in die Bäume und läuft und läuft und läuft. Ist er von Sinnen? Wo sind seine Gedanken? Wo ist seine Vernunft? Plötzlich bleibt er stehen, schrickt zusammen, blickt sich hektisch um, sucht mit seinen Blicken den Wanderweg – und tatsächlich, er hat ihn verlassen, er hat sich verlaufen, er steht mitten im dunklen Wald, vom Weg keine Spur. Panik. Wie konnte das passieren? Dazu diese überirdische Stille. Ist Hansen vielleicht schon gestorben? Oder spielt sein Gehirn verrückt? Woran merkt man, ob man noch lebt oder bereits tot ist?

»Wenn das Bewusstseinsprinzip (aus dem Körper) heraustritt, sagt es zu sich selbst: Bin ich tot oder bin ich nicht tot? Es kann es nicht bestimmen. Es sieht seine Verwandten und Angehörigen, wie es zuvor gewöhnt war, sie zu sehen. Es hört sogar die Wehklagen. Die erschreckenden karmischen Trugbilder sind noch nicht aufgetaucht.

Auch sind die schreckensvollen Erscheinungen oder Erlebnisse, die durch den Todesgott verursacht werden, noch nicht gekommen …

Wohlgeborener Freund, du hast nun die Schwelle zu dem Zustand überschritten, den man gemeinhin Tod nennt. Du hast die Welt der Lebenden verlassen … Nimm dir meine Worte zu Herzen und schreite vorwärts. In ihnen liegt das Geheimnis der Erkenntnis, das für dich von ungeheurer Bedeutung ist. Bete mir nach:

O weh, gleich werde ich der absoluten Wirklichkeit gegenüberstehen, eine Erfahrung, die mich ins Ungewisse führt … Ich darf mich weder erschrecken noch einschüchtern lassen, ich darf auch keine Angst empfinden. Ich muss erkennen, es handelt sich um Spiegelbilder meines Unterbewussten … ich will nicht fürchten die Scharen der friedlichen und zornigen Gottheiten: meine eigenen Gedankenformen.«*

Hansen wagt nicht sich zu bewegen. Er steht zwischen zwei riesigen Kiefern, hört nur seinen eigenen Atem und friert ein wenig. Plötzlich sieht er etwas, vielleicht hundert Meter von ihm entfernt. Exakt vor ihm. Es bewegt sich. Aber nicht viel, nur ein wenig hin und her. Hansen versucht genauer hinzuschauen. Ein Tier? Ein Elch, ein Hirsch, ein Rentier? Nein, es hat die Größe eines Bären, vielleicht auch seine Gestalt. Und dunkel ist es, tiefdunkel. Mehr ist nicht zu erkennen. Allerdings macht es keinerlei Geräusche.

Hansen versucht, so leise wie möglich zu atmen. Atmen die Toten im Totenreich? Jetzt bewegt es sich wieder und kommt auf Hansen zu, sehr langsam, vollkommen lautlos. Es scheint sich um die Bäume herumzuwinden, ganz kurz ist es verschwunden, dann sieht Hansen es wieder. Schwarz und groß nähert es sich ihm. Ab und an allerdings

*Aus: Das tibetanische Totenbuch, W.Y. Evans-Wentz, Monika Hauf

sackt es zusammen, so dass für Hansen nur noch eine schwarzdunkle Masse zu sehen ist. Nun bleibt es abrupt stehen und richtet sich auf. Als würde es Hansen wittern. Und auch er steht wie angewurzelt. Selbst seine Augenlider versucht er, soweit irgend möglich, ruhig zu halten. Er hat das Gefühl, gleich ohnmächtig zu werden. Aber das darf er nicht! Was soll er tun? Fliehen? Ja, das muss er jetzt machen! Er muss fliehen, schnell und entschlossen. Er hat keine andere Wahl. Weg! Nichts wie weg!

»Vor mir kannst du nicht fliehen«, sagt plötzlich eine Stimme hinter ihm, »ich bin überall. Es gibt kein Entkommen.« Hansen macht einen Sprung nach vorne, dreht sich mit einem Ruck um – und vor ihm steht, kaum größer als er selbst, die in schwarze Tücher gehüllte, gesichtslose Kapuzengestalt, die ihm schon vor einigen Wochen begegnet ist. Nur damals war sie stumm und schnell wieder verschwunden. Aber jetzt? Sie spricht und scheint auf eine Reaktion von Hansen zu warten. Er jedoch bekommt kein Wort über die Lippen und starrt auf die aschgraue, fleischige Fläche, wo eigentlich Mund, Nase und Augen sein sollten. »Na, dann lauf doch!«, sagt die Gestalt hämisch. »Ich werde immer schon genau dort sein, wo du gerade hinwillst.«

Hansen erschaudert. »Wer bist du?«, schreit er.

»Wer ich bin? Ach, ich habe viele Namen. Aber Namen sind Schall und Rauch. Ich werde dein stiller Diener sein am 21. Dezember. In 99 Tagen feiern wir ein Fest.«

»Du bist der Tod selbst!?«

»Das wäre zu viel der Ehre! Ich kümmere mich nur um die Lebenden.«

»Das macht der Tod auch.«

»Ich mache mir die Finger nicht schmutzig.«

Die schwarze Gestalt lacht spöttisch.

»Sag! Was willst du von mir?«

Hansens Stimme zittert.

»Gar nichts! Ich weise dir nur den rechten Weg.«
»Davon merke ich nichts, ich stehe in einem Urwald und habe mich verirrt.«
»Auf das Ziel kommt es an.«
»Mein Ziel ist der Tod.«
»Eben!«
Hansen hat plötzlich keine Angst mehr vor der Gestalt. Er geht sogar einen Schritt auf sie zu.
»Wer oder was immer du auch bist, sag mir, was ist der Sinn des Lebens?«
»Sinn? Was hat schon Sinn?! Der Sinn ist eine Erfindung des Menschen. Du bist nur ein Staubkorn, das schnell vergessen sein wird. Und je schneller etwas vergessen ist, desto besser.«
»Das Leben hat also keinen Wert?«
»Oftmals ist der Tod die bessere Wahl.«
»Dies zu entscheiden ist aber sehr schwer.«
»Ach was, bist du müde, dann bist du müde. Das Grübeln und Denken führt zu nichts, ebenso wenig das Streben und Sich-Mühen.«
»Aber alle Wege zur Weisheit sind steinig und mühevoll.«
»Weisheit? Dass ich nicht lache! Auch der Weise muss sterben. Wenn du im Grab liegst, ist es egal, ob du vorher weise warst oder eben nicht. Tot ist tot.«
Hansen macht wieder einen Schritt zurück. Die Nähe der Gestalt ist ihm zuwider.
»Bleib nur, je näher wir uns sind, desto besser für uns beide.«
»Ich wüsste nicht, warum das besser für mich sein sollte.«
»Niemand kennt dich so gut wie ich, Hansen. Ich weiß um jedes deiner Geheimnisse. Mir machst du nichts vor. Ich weiß, wie schwach du bist, und ich kenne jeden deiner Lebensfehler. Aber ich bin dein Freund. Bei mir darfst du noch schwächer sein und noch weitaus mehr Fehler machen. Ich trage dir nichts nach.«

Nun geht die Gestalt einen Schritt auf Hansen zu und streckt ihm ihre Arme entgegen.
»Du Dämon!«, schreit Hansen und weicht zurück. »Geh weg! Geh weg! Du bist nicht mein Freund! Geh, du Verführer! Deine Worte sind finster und vergiftet, ich will sie nicht hören.«
Hansen wird immer lauter und aufgebrachter.
»Geh!«, schreit er nochmals. Aber anstatt sich selbst von der Gestalt abzuwenden oder zu warten, ob sie seiner Aufforderung zu gehen nachkommt, ballt Hansen seine Fäuste, macht einen Satz nach vorne, bleibt ein paar Zentimeter vor der Gestalt stehen, will sie am Hals, an den Schultern packen – und genau in diesem Moment wird sie zu nichts, zu Luft, und Hansen greift ins Leere. Er zittert, schaut sich in alle Richtungen um, schaut auch nach oben in die Bäume und sucht mit seinen Blicken den Waldboden ab. Aber nichts! Nirgendwo. Die Gestalt ist weg. Und Hansen steht bleich im finsteren Muddus. Was ist mit ihm geschehen? Wohlgeborener Freund, du hast nun die Schwelle zu dem Zustand überschritten, den man gemeinhin Tod nennt. Nein! Hansen legt die Hand an seine Brust und fühlt seinen Herzschlag. Er geht ein paar Schritte hin und her, und über den Baumkronen scheint der Himmel etwas aufzureißen, so dass ein paar dünne Sonnenstrahlen durch das Geäst dringen und genau auf Hansen treffen. Er genießt das Licht, schaut neben sich auf den Waldboden und empfindet große Freude: Denn Tote haben keine Schatten.

Jetzt heißt es, sich voll und ganz zu konzentrieren. Von wo ist er gekommen? Aus welcher Richtung? Er meint sich grob zu erinnern. Vielleicht täuscht er sich auch. Aber egal. Er hat keine andere Wahl. Er will hier weg, also geht er los. Er muss den Weg finden, sonst ist er verloren. Laut um Hilfe zu rufen, ist völlig sinnlos. Die Wahrscheinlichkeit, dass ein anderer Wanderer ihn hört, tendiert gegen null. So etwas ist ihm in seinem ganzen Leben noch nie passiert. Immer hat er sich in einer fremden Umgebung, in fremden Ländern vorsichtig und bedacht verhalten. Heute hat er nicht einmal eine Wanderkarte dabei, wobei die ihm jetzt auch nichts nutzen würde. Kein Handyempfang, wie am Morgen. Er ist ganz und gar auf sich allein gestellt. Theoretisch dürfte er gar nicht so weit vom Wanderweg entfernt sein. Oder doch? Nur – wenn er jetzt in die falsche Richtung geht, dringt er immer tiefer in den Urwald ein. Ein Vabanquespiel.

Er geht los. Die Sonne ist wieder verschwunden. Fällt ihm irgendetwas Bekanntes auf? Etwas, das er vielleicht schon auf dem Hinweg gesehen hat? Ein besonders krumm gewachsener Baum, ein ruskabunter Birkenstrauch, ein großer vermoderter Pilz? Irgendetwas ... Hansens Blicke jagen in alle Richtungen. Er will sich gar nicht ausmalen, was passieren würde, sollte er den Wanderweg nicht finden. Wie spät ist es eigentlich? Vierzehn Uhr. So lange also ist er schon unterwegs. Kurz nach neun hat er den Nationalpark betreten. Hat er Durst oder Hunger? Daran ist jetzt nicht zu denken. Vor ihm huscht ein kleines Tier durch den Wald, und schon ist es wieder verschwunden. Hansen versucht geradeaus zu gehen, um zu vermeiden, dass er großräumig im Kreis läuft. Jetzt bloß die Nerven behalten. Und da! Ein paar Meter vor ihm links! Dort sieht er zwei ineinander verwachsene Fichten. Die meint Hansen schon gesehen zu haben, die kommen ihm bekannt vor. Er geht näher an sie heran und dann um sie herum. Ja, eindeutig, an diesen Bäumen ist er heute schon vorbeigegangen. Kurze Glücksgefühle. Doch von wo genau ist er gekommen? Es bleibt ihm nichts anderes übrig, als sich weiter von seiner Intuition leiten zu lassen. Irgendetwas in ihm sagt: Links! Er geht links und dann wieder geradeaus. Eine halbe Stunde etwa. Jetzt kommt ihm nichts mehr bekannt vor, rein gar nichts. Soll er weiter geradeaus gehen? Ja! Warum jetzt die Richtung ändern? Oder vielleicht zurückgehen zu den ineinander verwachsenen Fichten und von dort aus eine andere Richtung versuchen? Vielleicht stößt er dort auf etwas Bekanntes. Gut, das ist eine vernünftige Überlegung. Also zurück, sofort, und geradewegs zu den beiden Fichten. Hansen ist noch erstaunlich ruhig. Keine Spur von Panik. Wobei er natürlich äußerst angespannt ist. Jetzt merkt er sich fast jeden Baum, an dem er vorbeigeht. Wer weiß, wofür es gut ist. Schon nach zwanzig Minuten steht er wieder neben den verwachsenen Fichten. Die Sonne bricht erneut durch die Wolken und bahnt sich ihren Weg durch die Baumkronen. Diesmal sind die Strahlen intensiver und heller. Hansen nimmt zunächst keine besondere Notiz davon, denn er ist damit beschäftigt zu entscheiden, welche Richtung er nun nehmen soll. Plötzlich hat er eine Idee: die Sonne! Der Stand der Sonne! Ja, die Sonne könnte ihm aus der Misere helfen. Er weiß, dass der Parkplatz, auf dem sein Auto steht, am südwestlichen Ende des Nationalparks liegt. Jetzt ist es Nachmittag, und folglich steht die Sonne genau im Südwesten. Das könnte klappen. Hansen blickt in den Himmel und zur Sonne. Hier entlang also. Es ist die entgegengesetzte Richtung zu der von vorhin. Schnell geht er los. Und nach gar nicht langer Zeit kommt er an eine sumpfige Stelle mitten im Wald. Genau hier ist er am Morgen vorbeigekommen. Da ist er sich sicher. Hansen schöpft Hoffnung. Er könnte es schaffen. Also weiter. Plötzlich hört er etwas. In dieser Stille hier werden die Ohren sehr sensibel, so dass schon Kleinigkeiten zu einem akustischen Ereignis werden. Hansen bleibt stehen. Das, was er hört, kommt von vorne rechts. Er lauscht. Er kann das Geräusch aber nicht identifizieren. Wieder Angst. Es könnten die Laute eines größeren Tieres sein. Oder irgendetwas anderes? Er geht weiter in die Richtung, aus der die Geräusche kommen. Und dann, ein Glücksschauder durchfährt ihn, ist er sich fast sicher, dass es sich um menschliche Stimmen handelt. Ja, Menschen, vermutlich Wanderer! Also ist der Weg ganz in seiner Nähe. Er geht weiter, aber er kann nichts sehen. Nicht, dass er die Stimmen gleich wieder verliert! Er muss rufen, laut, sehr laut rufen und auf sich aufmerksam machen. Das tut er. Und tatsächlich, eine Stimme ruft zurück. Hansen ist gerettet. Nach einem kurzen Hin und Her von Rufen durch den Urwald trifft er auf zwei niederländische Wanderer, die vom Parkplatz her kommen und tief in den Muddus hinein wollen. Hansen kann sein Glück kaum fassen. Er erzählt den beiden, dass er sich verirrt hat, die Männer umarmen ihn und nach einem kurzen Gespräch macht Hansen sich auf den endgültigen Rückweg zu seinem Auto.

Berlin. Kay ist seinem Freund Hansen loyal verbunden. Allerdings findet er seit ihrer letzten Begegnung keine Ruhe. Der 21. Dezember rückt immer näher. Kay denkt jeden Tag an dieses Datum und mutmaßt, wie es Hansen zurzeit wohl geht, was er in Schweden macht, welche Ängste ihn plagen. Aber vielleicht hat er ja gar keine Angst und geht entschlossen auf den 21. Dezember zu. Kay ruft Hansen weder an, noch schreibt er ihm, weil er weiß, dass Hansen das nicht recht wäre. So vergehen die Monate. Und diese Bilder bekommt Kay nicht aus dem Kopf: Sein Freund liegt nackt im Schnee und stirbt. Der Leichnam seines Freundes ist mit weit aufgerissenem Mund zu einer Eismumie erstarrt.

Warum hat er Hansen in den letzten Jahren nicht genauer beobachtet? Er hätte die Veränderungen in ihm bemerken müssen! Andererseits hat er ihn gar nicht so oft gesehen. War es richtig, Hansens Entscheidung beinahe ohne Gegenrede zu respektieren? Aber was hätte er Hansen sagen sollen? Das Leben ist schön? Man lebt nur einmal? Mach etwas aus deiner Zeit? Oder ähnlichen

Schmarrn? Nein, er hätte Hansen nicht von seiner Reise abhalten können. Da ist sich Kay sicher. Allerdings wäre die Sache anders gewesen, hätte Kay früher von Hansens Todeswunsch gewusst. Vielleicht hätten sie dann ins Gespräch kommen können. Vielleicht aber auch nicht. Kann man mit Worten einen Menschen, der den Tod will, vom Leben überzeugen? Ein Satz macht Kay zu schaffen, den er zu Hansen beim Abschied im Treppenhaus gesagt hat: *Ich respektiere dich in all deinem Tun*. Das heißt, Kay muss alles so hinnehmen, wie es Hansen möchte. Davon geht Hansen natürlich auch uneingeschränkt aus, darauf verlässt er sich. Kay muss also auch hinnehmen und respektieren, dass Hansen Philipp völlig im Dunkeln lässt. Wird Philipp Kay später Vorwürfe machen? Warum um alles in der Welt hast du mich nicht informiert? Ich hätte doch etwas unternehmen können! Ihm schreiben, ihn anrufen. Ich hätte nach Lappland fahren können, um mit ihm zu sprechen, verdammt, um ihn zu retten. Ich hätte das geschafft. Wenn jemand, dann ich! Aber du hast alles einfach so laufen lassen, wegen deiner Scheißloyalität, und erst jetzt, wo es zu spät ist, machst du deinen Mund auf. Du bist ein Mistkerl! Du bist nicht der Freund meines Vaters gewesen, du trägst mit Schuld an seinem Tod! Und so weiter. Zwar hat Kay Hansen nicht ausdrücklich versprochen, Philipp nichts zu sagen, der Satz im Treppenhaus allerdings zwingt ihn dazu. Und dieser Satz zwingt ihn grundsätzlich zur Tatenlosigkeit. Oder?

Darf man sein Wort brechen, wenn es um Leben und Tod geht? Sicher, manchmal schon – aber in diesem Fall? Kay weiß, dass Hansen seine Entscheidung aus tiefster Überzeugung getroffen hat. Und er ahnt, dass der Todeswunsch lange und langsam in ihm gereift ist und dass er während dieser Zeit alles bis ins Detail abgewogen und überlegt hat. Kay kennt keinen anderen Menschen, der große Entscheidungen so sorgsam vorbereitet wie Hansen. Leichtfertiges Handeln ist ihm vollkommen fremd. Zudem ist er ein Mann, der fast alles mit sich allein ausmacht. Und bedeutet große Freundschaft nicht exakt das: den anderen genau so, wie er ist, und alles, was er denkt und wie er handelt, vorbehaltlos mitzutragen? Auch wenn es um Ungeheuerliches geht und man selbst ganz anderer Meinung ist? Ja, natürlich gibt es Grenzen. Wird der Freund zum Mörder oder Kinderschänder, endet die freundschaftliche Loyalität. In einigen anderen Fällen sicher auch. Vielleicht ist Hansens Selbsttötungsvorhaben so ein anderer Fall. Ach, Kay weiß gar nicht, wo ihm der Kopf steht. Die Ambivalenz seiner Gefühle liegt sicher auch an diesem Satz, den er zu Hansen gesagt hat: »Ich glaube nicht an den Tod in dir …« Er hat ihn voller Überzeugung ausgesprochen. Dahinter steckt keine Moral, die den Freitod diffamieren will (Kay steht dem Freitod an sich neutral gegenüber), sondern seine ehrliche Einschätzung. Und genau die macht es Kay so ungeheuer schwer, Hansens Todeswunsch zu akzeptieren.

Und dann eben die Sache mit Philipp. Kay hat Philipp nur wenige Male getroffen, aber er mochte ihn sofort, und ihm war immer klar, wie innig Vater und Sohn verbunden sind. Gibt es eine moralische Verpflichtung, Philipp zu informieren? Steht diese Verpflichtung über der Loyalität Hansen gegenüber? Wie überhaupt würde sich Hansen im umgekehrten Fall verhalten?

Ich bin nicht mehr ich. Was ist im Muddus geschehen? Die Dämonen sind überall, ich habe sie früher nicht gesehen. Sind sie real? Aber was ist schon real? Werde ich jetzt verrückt? Ich habe Angst vor mir selbst – und Angst vor der Welt. Gibt es einen Ausweg? Der Indian Summer ist das einzige Licht in meinem Leben. Wenn ich aus dem Fenster schaue und die rotgelben Birken sehe, kehrt kurz Frieden ein in mein Herz. Aber schließe ich die Augen, sehe ich nur

Zerstörung und dunkles Chaos. Ist das die Frucht der Stille? Ich bin nicht mehr ich. Will ich noch am 21. Dezember sterben? Ich weiß es nicht! Ich kann diese Frage nicht mehr eindeutig beantworten. Das ist dramatisch, ich war mir doch so sicher! Wie ist das möglich? Es geht mir jetzt sogar viel schlechter als in Berlin. Was überhaupt ist denn noch gewiss? Wer hat Macht über mich? Was soll ich tun? Ich fliehe vor keinem Dämon mehr, dazu habe ich mich entschieden, und will keinem Dämon mehr gehorchen. Ich gehe ins Ungewisse und will die Angst aushalten. Ich bin nicht mehr ich.

6

»... Unwissenheit hatte seinen Geist verdunkelt, so, wie die stürmischen Wolken den Mond und die Sterne verbergen. Von endlosen Wogen täuschender Gedanken getrübt, hatte der Geist die Wirklichkeit in Subjekt und Objekt geteilt, in Selbst und Andere, Sein und Nicht-Sein, Geburt und Tod. Und aus diesen Unterscheidungen entstanden die falschen Sichtweisen – die Gefängnisse von Empfindung, Begierde, Ergreifen und Werden. Das Erleiden von Geburt, Alter, Krankheit und Tod machte die Gefängnismauern nur noch dicker. Es gab nur eins zu tun: den Gefängniswärter zu ergreifen und in sein wahres Gesicht zu schauen. Der Gefängniswärter war die Unwissenheit ... War der Gefängniswärter erst fort, dann würde auch das Gefängnis verschwinden und niemals wieder aufgebaut werden.«*

Hansen hackt Holz. Schon seit drei Tagen. Die vorgesägten Holzstämme liegen hinter seiner Hütte. Ingvar hat ihn darauf aufmerksam gemacht: »Wenn du Lust hast, hacke sie dir klein, für die kalten Monate.« In Hansens Hütte gibt es eine Elektroheizung und einen kleinen offenen Kamin. Er hackt wie ein Besessener. Am Abend, schon bald nach dem Abendbrot, fällt er erschöpft in sein Bett. Aber er hat Angst vor dem Schlaf. Denn wie damals, in fernen Kindertagen, verheißt er nichts Gutes, er, der kleine Bruder des Todes. Obwohl Hansen weder Fieber hat noch anderweitig erkrankt ist, zermürben ihn jede Nacht heftige Alpträume ...

... sein Körper ist bis zum Hals im Boden einbetoniert, nur der Kopf ragt noch heraus, halbverweste Menschen in

*Der vietnamesische Zen-Meister Thich Nhat Hanh über die Erleuchtung Buddhas

zerlumpter Kleidung tanzen um ihn herum, treten in sein Gesicht, bespucken ihn, versuchen ihn anzuzünden, es gelingt ihnen, sie lachen und johlen, Hansens Kopf brennt, er schreit, bis ihm die Stimmbänder reißen, seine Gesichtshaut und seine Haare fallen glühend von ihm ab, nur die Augen bleiben verschont, die Toten werden zu zweiköpfigen, sprechenden Wölfen, die Hansen anklagen, hunderte von Wölfen stehen um seinen verkohlten Schädel herum, er kann ihn um 360 Grad drehen und sieht in ein Meer von Bestienaugen, schwarz funkelnd, er versucht um Hilfe zu schreien, zu brüllen, aber er hat ja keine Stimme mehr, die Wölfe zerfallen zu Staub und sofort formen sich daraus gelbe Säuglinge, die sich allesamt ständig übergeben, bis ein nackter Zwerg mit einer Hand aus Eisen auftaucht und die Köpfe der Säuglinge abreißt, sie zu Brei zerschlägt und dann in die blutig-gelbe Masse uriniert, Hansen will wegsehen, aber seinen Kopf kann er nicht mehr drehen, seine Augen lassen sich nicht mehr schließen, sein Mund ist weit aufgerissen, der Zwerg schiebt mit seinen Füßen den Brei zusammen, und mit seiner eisernen Hand drückt und stopft er die nunmehr stinkende Masse in Hansens weit offen stehenden Mund, der hat keine Kraft, ihn zu schließen, und so muss er schlucken und schlucken und hat dabei das Gefühl zu ersticken ...

Tagsüber versucht Hansen, nicht mehr an die schaurigen Träume zu denken. Das gelingt ganz gut, obwohl die Schatten der Nächte weit in die Tage hineinreichen. Die körperliche Arbeit tut ihm wohl. Wenn alles Holz gehackt ist, wird er die ganze Hütte grundreinigen und kleinere Reparaturen vornehmen. Da ist noch viel zu tun. Auch das Boot, das an seinem See liegt, muss dringend ausgebessert und gestrichen werden. Das alles hat er sich vorgenommen. Lenkt die Arbeit ihn ab? Vielleicht – zumindest gibt sie ihm Struktur für die Tage. Eine Flucht allerdings ist sie nicht. Denn seit seinem Ausflug in den Muddus denkt

Hansen so viel und grundsätzlich nach wie schon seit Jahren nicht mehr (vielleicht wie noch nie zuvor). Und das geht während der Arbeit hervorragend. Er findet auf die fundamentalen Fragen des Lebens kaum mehr Antworten. Dabei war er sich immer so sicher gewesen.

Gott? Nein! Natürlich existiert kein Wesen dieser Art, das unsere Geschicke leitet. Wie oft hat er mit Freunden darüber diskutiert und gestritten! Gern zitierte er dann einen Satz von Marlene Dietrich: »Ich glaube nicht an eine höhere Macht ... oder die höhere Macht ist meschugge.« Er fand es geradezu absurd, dass Menschen etwas anbeten, für dessen Existenz es nicht den geringsten Beweis gibt. Ebenso könnten sie dem Froschkönig huldigen oder darauf hoffen, dass die Sonne, die man wenigstens sehen kann, ihnen ihre Sünden vergibt. Wäre der Mensch unsterblich, so Hansens Überzeugung, hätte Gott nie eine Chance gehabt. So aber klammern sich die Sterblichen an den Unsterblichen, in der Hoffnung, von ihm ins schöne Jenseits hinübergerettet zu werden. Ach, es ist so durchschaubar.

Aber jetzt? Hansen heute? Hansen in Lappland, nach den Monaten in der Stille. Wie denkt er jetzt über das Göttliche? Ist er früher den Gläubigen beinahe mit Hohn und Spott begegnet, so würde er ihnen heute fragend, fast hilflos gegenüberstehen. Vielleicht haben sie ja doch Recht. Oder es existiert etwas Höheres, aber es ist ganz anders, als die Menschen es sich vorstellen. Ist Hansen in der Stille das Göttliche begegnet? Hat er eine Ahnung davon bekommen? Oder ist alles nur Karneval im Kopf, ein Mummenschanz der Seele?

Und dann die Frage nach dem Sinn des Lebens.

Vierzig Jahre hat er sie sich nicht mehr gestellt.

Vermehre dich und sei ein anständiger Mensch – das war seine Grundhaltung. Das ist der Sinn! Alles andere ist Quatsch. Hat er es sich zu einfach gemacht? Ist alles vielleicht doch komplexer, hintergründiger, geheimnisvoller? Kann der Mensch diese große Frage überhaupt beantworten? Hansen hackt Holz und denkt darüber nach, wie viel Lebenszeit er sinnlos vertan hat. Wie aber verbringt man seine Zeit sinnvoll? Und ist mit dem Tod wirklich alles vorbei? Erlischt der Mensch in alle Ewigkeit? Davon war er bisher immer fest überzeugt. Vielleicht aber hat er sich geirrt? Hält er plötzlich ein Leben nach dem Tod für möglich? Nein, nicht im folkloristischen Sinne. Er, Hansen, wird sicher nicht nach seinem Ableben als Geistwesen durch eine jenseitige Welt schweben. Das ist ja albern. Aber vielleicht gibt es über seine irdische Identität hinaus noch etwas anderes, was ihn ausmacht, und vielleicht geht dieses Etwas durch den Tod über in ein für das menschliche Gehirn nicht begreifbares Geschehen. »Niemand weiß, was der Tod ist, nicht einmal, ob er nicht für den Menschen das Größte ist unter allen Gütern.«*

Noch bis vor kurzem meinte Hansen zu wissen, was es mit dem Tod auf sich hat, jetzt aber ist dieses vermeintliche Wissen in sich zusammengefallen.

Die wichtigste Frage aber umschleicht er, vor ihr hat er Angst, sie könnte alles ins Wanken bringen, sie ist Dynamit:

Wird er sich, wie geplant, am 21. Dezember töten?

Er hatte mit allem abgeschlossen. Die ewigen Wiederholungen ödeten ihn an. Sein Beruf machte ihm keinen Spaß mehr. Die Hoffnung, eine neue und wirklich große Liebe zu finden, war schon lange gestorben. Die Menschen langweilten ihn über alle Maßen oder sie stießen ihn sogar ab. Die Geschehnisse auf der Welt berührten ihn überhaupt nicht mehr. Und selbst die Schönheiten der Natur konnte er nicht mehr sehen. So war es vor seiner Abreise nach Schweden. So hat er die letzten Jahre gelebt, eigentlich

*Sokrates: Rechtfertigung

vegetiert. Also war die Entscheidung, freiwillig aus dem Leben zu gehen, für ihn folgerichtig und plausibel. Und nun? Nach nur ein paar Monaten in Schweden, in der Wildnis?

»Kennst du den Dämon Trägheit?«, hat Kay ihn bei ihrem letzten Treffen gefragt. Damals fand Hansen die Frage fast lächerlich, jetzt aber geht sie ihm nicht mehr aus dem Kopf. War er in den letzten Jahren träge geworden? Hatte er es sich in und mit seiner Lebenshaltung allzu bequem gemacht? War er verblendet? Hätte es Auswege gegeben? Letzte Ausfahrt Schweden. Hier erlebt er sich so, wie er es niemals für möglich gehalten hätte. Ist das ein Ausweg? In Berlin war er bereits tot, hier geht er durch die Hölle – aber er lebt. Soll dieser neue Lebensweg nun am 21. Dezember gewaltsam beendet werden?

Nein! Auf keinen Fall! Oder vielleicht doch? Vielleicht ist all das Erleben hier ein letztes Zucken und Zittern einer lebensabgewandten, erschöpften Seele, die erst im Tod zur Ruhe finden kann. Vielleicht aber ist es der Aufbruch zu etwas ganz Neuem – zum Licht, zur Liebe, zum Göttlichen.

Wann darf man sich das Leben nehmen? Darf Hansen sich das Leben nehmen? Was will er?

Mail von Philipp:

»Hallo Paps, die Zeit verfliegt so schnell. Der Sommer dieses Jahr ist verbrannt wie ein Streichholz. Und jetzt riecht die Luft nach Herbst und Abschied. Du weißt, dass mich diese Jahreszeit immer ein wenig traurig macht. Bei dir wird sicher schon bald der erste Schnee fallen. Mir macht der Petrus, an dem ich arbeite, gerade sehr viel Freude und ich komme gut voran. Letzten Samstag war ich seit längerem mal wieder mit den Jungs unterwegs, bis in den frühen Morgen. Aber das ist nicht mehr meine Welt. Es macht mir einfach keinen Spaß. Am liebsten gehe ich in die Berge oder ich vergrabe mich zu Hause hinter meinen Büchern. Der Dschuang Dsi lässt mich kaum los. Hier, lies mal:

›Der Flussgott sprach: Gut! Worin besteht nun der Wert des SINNS?
Der Gott des Nordmeers Jo sprach: Wer den SINN erkennt, versteht die Naturgesetze; wer die Naturgesetze versteht, der schaut das Gleichmaß der Kräfte; wer das Gleichmaß der Kräfte schaut, dem können die Außendinge nichts anhaben. Wer höchstes Leben besitzt, den vermag das Feuer nicht zu verbrennen, das Wasser vermag ihn nicht zu ertränken ... damit ist nicht gesagt, dass er die Welt verachtet, sondern es bedeutet, dass er durchschaut hat, was Frieden bringt und was Gefahr, dass er ruhig zu sein vermag angesichts des Leids und angesichts des Glücks, dass er sorgfältig ist, wenn er sich von etwas abwendet oder sich etwas zuwendet ... Wer nicht durch menschliche Beeinflussung die himmlische Natur zerstört, wer nicht durch bewusste Absichten sein Schicksal stört, wer nicht um des Gewinnes willen seinen Namen schädigt, wer sorgfältig sein Eigenes wahrt und nicht verliert: der kehrt zurück zu seinem wahren Wesen.‹*

Hoffentlich geht es dir gut, Paps! Hoffentlich erreicht dich die Stille! Ich mache an mir seit einiger Zeit eine sonderbare, aber ausgesprochen schöne Beobachtung: Jeden Morgen nach dem Aufwachen, eigentlich immer, wenn ich zuvor geschlafen habe, überkommt mich beim ersten bewussten Atemzug ein nicht gekanntes Glücksgefühl. Ich bin dann erfüllt von großer Glückseligkeit und so dankbar, dass ich atmen kann und dass ich leben darf. Ist das nicht wunderbar? So etwas habe ich noch nie erlebt, nicht einmal damals nach dem Koma.

*Dschuang Dsi: Das wahre Buch vom südlichen Blütenrand

Wenn du magst, schreib mir bald. Ich freue mich sehr darauf.
Dein Philipp«

Das Holz ist gehackt und gestapelt. Genügend Vorrat für die kalte Zeit. So hart hat Hansen schon lange nicht mehr körperlich gearbeitet. Jetzt ist die Hütte dran. Wie sinnvoll ihm diese Art der Tätigkeit erscheint. Ganz im Gegensatz zu seiner Arbeit als Filmemacher. Manchmal, wenn er eine Pause macht und sich auf der Bank vor seiner Hütte ein wenig ausruht, überkommen ihn die Erinnerungen an seine vielen Arbeitsjahre. Wie wichtig er alles genommen hat! Wie kräftezehrend die Auseinandersetzungen mit Auftraggebern, Redakteuren und Sendeanstalten waren! Wie sehr er nach Anerkennung gelechzt hat! Das alles erscheint ihm jetzt absurd. Ebenso sein lebenslanges Stieren auf Geld und materielle Dinge. Er war nicht gierig nach Geld, und er hat auch keine Reichtümer angehäuft, aber Geld und Gegenstände hatten einen Stellenwert in seinem Leben, der ihm heute mehr als befremdlich vorkommt. Er war nicht bereit, Verzicht zu üben. Noch ein Film und noch ein Film. Manchmal war er so ausgelaugt, dass er kaum mehr einen klaren Gedanken fassen konnte. Was braucht der Mensch? Hansen ist erschrocken darüber, dass er all die Jahre so wenig in Frage gestellt hat und kaum den Mut hatte, nach eigenen Wegen zu suchen. Ist er ein blinder Mitläufer gewesen? Vielleicht kein blinder, aber ein angepasster Mitläufer schon. Er hat sich so vielen Zwängen unterworfen und ein genormtes Leben geführt. Ebenso genormt waren sein Weltbild und seine Geisteshaltung. Nicht einmal Philipp konnte ihn bewegen, sich ernsthaft mit einer anderen Sichtweise zu beschäftigen. So ging es Jahrzehnt um Jahrzehnt. Und nun sitzt er auf einer kleinen, verwitterten Bank vor einem subarktischen See und fühlt sich nach dem Holzhacken tausendmal besser, als er sich je nach der Fertigstellung eines Films gefühlt hat.

Die Tage werden merklich kürzer und immer öfter sackt das Thermometer in den Nächten unter 0 Grad. Einige Male hat es schon heftig gestürmt. Herbstorkane. Der Indian Summer ist vorbei, und seine vormals leuchtend bunten Blätter liegen am Boden und beginnen schon zu vermodern. Alles fließt, nichts steht still, Veränderung überall und immer. Hansen zählt wieder die Tage: Noch 71 sind es bis zum 21. Dezember. Das ist nicht mehr lange. Er hat Angst vor der Zahl 71. Er schaut auf die unangebrochene Whiskyflasche, die in seiner Hütte gut sichtbar auf dem Kühlschrank steht. Sie ist zum Mahnmal seines geplanten Todes geworden. Denn sie wird Hansen begleiten, wenn er hinausgeht in die Polarnacht, in die ewige Finsternis. Sie wird am Ende neben seinem Leichnam wachen, und ihr Inhalt soll ihm den letzten sinnlichen Genuss seines Lebens bescheren. Prosit und Ahoi! Na ja, und der Alkohol wird dafür sorgen, dass Hansen sein Dasein schnell und schmerzlos beenden kann.
So war es gedacht.
Und jetzt? Ist alles offen, alles anders? Was wäre, wenn sich Hansen am 21. Dezember nicht töten würde? Wie sollte sein Leben weitergehen? Irgendwann müsste er zurückfahren nach Berlin ... ja ... und dann? Wieder im alten Beruf arbeiten? Filme drehen? Sich mit seinen Freunden und Bekannten treffen? Sollte er seine Wohnung renovieren und wieder auf die Spree gucken? Bücher lesen, ins Kino gehen, in Urlaub fahren? Nein! Das alles ist ihm ein Grauen, es ist unvorstellbar. Gäbe es eine Alternative? Vielleicht, aber Hansen hat nicht den Hauch einer Ahnung, wie er anders als bisher leben könnte. Warum schafft er es nicht, in diese Richtung zu denken? Er versucht es immer wieder, aber es gelingt ihm nicht. Hansen

ist niedergeschlagen und fühlt sich gefangen im eigenen Selbst. Sein Todeswunsch ist nicht mehr eindeutig, zumindest das kann er klar sagen. Daraus erwächst aber auch kein wirklicher Lebenswunsch. Was soll er bloß tun? Er entscheidet sich zunächst für noch mehr körperliche Arbeit. Das kleine Saunahaus neben seiner Hütte ist in einem erbärmlichen Zustand. Arbeit gibt es also vorerst genug. Arbeit und Struktur.

Ein kalter, grauer Oktobermorgen. Hansen ist früh aufgestanden, denn er hat sich für heute viel vorgenommen. Er hätte nie gedacht, dass er an körperlicher Arbeit ein derartiges Gefallen finden könnte. Aber es ist so. Weit draußen in der Natur war er schon lange nicht mehr. Sie wirkt im Moment auch nicht sehr einladend auf ihn. Denn es hat viel geregnet und alles ist trüb, feucht und nebelverhangen. Seinen See allerdings schließt Hansen immer mehr ins Herz. Er erscheint ihm wie ein riesiges Lebewesen. Gerade jetzt zur Herbstzeit wechselt der See beständig sein Äußeres. Mal umhüllt er sich mit einem dichten Nebelkleid, mal wehen nur leichte Schwaden über seine Oberfläche, mal ist der Wellengang so stark, dass man meinen könnte, er sei ein kleines Meer. Heute Morgen liegt er starr und stumm hinter Hansens Hütte, die Oberfläche ist glasglatt und nur an den Rändern hat sich grauweißer Dunst gebildet. Was denkt wohl der See über Hansen? Akzeptiert er den menschlichen Eindringling an seinem Ufer? Vermutlich ja, denn Hansen begegnet dem See äußerst respektvoll. Er befährt ihn kaum, er raubt ihm keinen seiner Fische und nichts wirft er in sein Wasser, nicht einmal ein paar Holzspäne oder die Reste eines Apfels. Er lässt ihn völlig in Ruhe und bestaunt ihn nur. Bald allerdings wird sich Hansen von ihm verabschieden müssen, denn dann fällt der See in einen tiefen Winterschlaf. Eine dicke Eisschicht wird sich bilden, und danach kommt der Schnee und verwandelt das schwarze Eis in eine riesige weiße Fläche, die sich unberührt und schön von Ufer zu Ufer erstreckt.

Astrid ist tot. Hansen hält zitternd einen kleinen, zerknitterten Zettel in der Hand, auf dem diese drei Worte stehen. Er hat ihn gerade entdeckt, als er zur Eingangstür seiner Hütte kam. Er steckte in der Ritze zwischen Tür und Rahmen. Zum ersten Mal seit Wochen war Hansen für nur kurze Zeit in den Wald gegangen. Er wollte Ausschau halten nach abgebrochenen Ästen oder gar entwurzelten Bäumen. In den letzten Nächten ist es so stürmisch gewesen, dass bestimmt nicht alles unversehrt geblieben ist. Hansen braucht das Holz für seine Ausbesserungsarbeiten. Und tatsächlich hat er einiges gefunden und schon vor Ort zurechtgesägt, so dass er die Holzstücke in seinem alten, großen Rucksack transportieren konnte.

Und jetzt steht er vor seiner Hütte und sein Herzschlag galoppiert. Er schaut immer wieder auf den Zettel, als würde er hoffen, sich verlesen zu haben. Astrid ist tot! Wann? Warum jetzt? Ist sie zu Hause gestorben? War Ingvar bei ihr? War Ingvar hier? Ach Gott, und sie hatte doch noch Kuchen gebacken, neulich. Wie lange ist das her? O lieb', solang du lieben kannst. Die Stunde kommt, die Stunde kommt, wo du an Gräbern stehst und klagst! Die Beerdigung!? Wann wird sie sein? Oder war sie schon? Eine so wunderbare Frau. Sie wollte so gerne leben! Wie waren ihre letzten Stunden? Das Leben ist ein großes Geschenk, hat sie gesagt. Wie geht es Ingvar? Die Tochter ist tot, die Frau ist tot. Hansen steht mit dem Zettel vor der immer noch verschlossenen Tür seiner Hütte und weiß nicht, was er tun soll. Ingvar hat den Zettel hier hinterlassen, da ist Hansen sich sicher. Wer sonst? Es fängt zu regnen an. Hansen kramt in seiner Hosentasche nach dem Hüttenschlüssel und findet ihn vor lauter

Aufregung nicht. Wo ist er nur? Er trägt ihn immer in der Hosentasche. Wenn er ihn jetzt verloren hat! Da fällt ihm ein, dass er ihn heute ausnahmsweise in die kleine Seitentasche des Rucksacks gesteckt hat. Und genau da ist er auch. Hansen geht hinein. Kurz nach vierzehn Uhr. Soll er Ingvar anrufen? Hansen hat seit seiner Ankunft in Schweden nicht mehr telefoniert. Nein, Ingvar hat ihn auch nicht angerufen, er ist persönlich vorbeigekommen, also will Hansen ebenfalls nicht telefonieren. Er muss jetzt ins Dorf fahren. Das ist er Ingvar schuldig. Also raus aus der Arbeitskleidung und dann soll es sofort losgehen.

Hansen startet seinen Wagen.
Er ist in desolater Stimmung. Natürlich wusste er, dass Astrid bald sterben würde, und dennoch hat es ihn jetzt kalt erwischt. Es ist also geschehen. Der Tod hat zugeschlagen. Offenbar viel früher, als vermutet. Was erwartet ihn gleich in Ingvars Haus? Hansen denkt an seine letzte Fahrt ins Dorf. Wie unsicher und aufgeregt er war. Er hatte so große Angst, nicht normal kommunizieren zu können. Diese Angst hat er jetzt nicht. Warum? Wieder liegen so viele Wochen des Schweigens hinter ihm. Kann er heute sprechen? Funktioniert seine Stimme? Darüber macht er sich keine Gedanken. Es ist ihm egal. Es wird schon irgendwie gehen. Die Todesnachricht hat ihn derart aufgewühlt, dass alles andere in den Hintergrund getreten ist. Hansen fährt über die asphaltierte, nasse Waldstraße Richtung Dorf. Ob Ingvar überhaupt zu Hause ist? Die Wolken hängen tief, es nieselt, 2 Grad Außentemperatur. Ein Holztransporter begegnet ihm, und am Straßenrand meint er kurz einen Elch zu sehen. Vielleicht war es auch ein anderes Tier. Sofort ist es im Dickicht des Waldes wieder verschwunden.

Dann kommt schon das Dorf, die ersten Häuser. Alles wirkt wie ausgestorben, nur eine alte Frau geht gebückt

über den schmalen Bürgersteig. Da ist Ingvars Haus. Sein roter Volvo steht an der Straße. Hansen parkt direkt dahinter, steigt aus, bleibt kurz vor dem Haus stehen, atmet tief durch und klingelt schließlich, einmal kurz. Schon nach ein paar Sekunden öffnet Ingvar die Tür. »Hansen«, sagt er, »komm rein!«
»Mein Beileid, Ingvar!«
Hansen gibt Ingvar die Hand.
Die Männer stehen schweigend im Flur des Hauses.
»Danke für deinen Besuch, Hansen, lass uns ins Zimmer gehen.«
Hansen setzt sich auf denselben Sessel, auf dem er bei seinem letzten Besuch gesessen hat. Er schaut zum Klavier und plötzlich sieht und hört er Astrid für einen kurzen Moment singen. Die Stunde kommt, die Stunde kommt, wo du an Gräbern stehst und klagst.
»Es tut mir so leid, Ingvar! So sehr leid ... Wann ist sie denn gestorben?«
»Gestern, im Krankenhaus in Luleå.«
»Warst du bei ihr?«
»Ja ... ich ...«
Ingvar stockt. Er scheint nach Worten zu ringen.
»... ich war schon seit Tagen im Krankenhaus bei ihr ... und ... und gestern habe ich mich zu ihr ins Bett gelegt ... sie ist in meinen Armen gestorben ... ich habe sie fest umschlungen.«
Hansen spürt seinen Herzschlag.
»Hatte sie es schwer?«
Ingvar schaut Hansen an und nickt.
»Deshalb musste sie auch wieder ins Krankenhaus. Es ging hier nicht mehr ... Hansen, das Sterben kann so furchtbar sein. Die Schmerzmittel schlugen nicht mehr an, sie konnte sich fast gar nicht mehr bewegen, sie lag wie gefesselt in ihrem Bett und ständig hatte sie Panikanfälle.«
»Hat man ihr denn keine Beruhigungsmittel gegeben?«

»Doch, sonst wäre es noch viel schlimmer gewesen. Aber sie wollte nicht gehen. Sie wollte leben, obwohl ihr klar war, dass es für sie kein Leben mehr gab …«
Im Zimmer herrscht eine erdrückende Stille. Nur aus der Küche ist ab und zu das Tropfen eines Wasserhahns zu hören.
Hansen und Ingvar sitzen einander stumm gegenüber.
»Ich habe dann gestern, als ich mit ihr im Bett lag, immer wieder gesagt *Du darfst gehen, geh, Liebes! Geh! Ich komme allein zurecht. Es geht mir besser, wenn du jetzt gehst. Und ich danke dir so sehr für unser gemeinsames Leben. Ich danke dir für deine Liebe …«*
Ingvar stockt erneut und beginnt zu weinen. Und auch Hansen stehen die Tränen in den Augen. Wieder hört er Astrid singen. O lieb', solang du lieben kannst …
»Ich habe dir noch gar nichts zu trinken angeboten, entschuldige, Hansen! Was möchtest du?«
»Ein Glas Wasser vielleicht.«
Ingvar holt aus der Küche zwei Gläser und eine Flasche Mineralwasser.
»Ich weiß gar nicht, wie es jetzt weitergehen soll, Hansen. Ich habe alles verloren.«
Hansen fühlt sich hilflos und muss plötzlich an Philipp denken …
Was aber soll er jetzt zu Ingvar sagen? Wie soll er ihn trösten? Gibt es überhaupt Trost für einen Menschen in einer solchen Lage? Ist nicht alles, was man erwidern könnte, im Grunde hohl, leer und abgedroschen? Hansen erinnert sich an den Tod seiner Eltern. Wie er es damals gehasst hat, wenn jemand versuchte ihn mit irgendeiner Phrase zu trösten … Die Zeit heilt alle Wunden. Das Leben muss ja weitergehen. Er/Sie hatte doch schon ein stolzes Alter. Es war sicher eine Erlösung. Wir alle müssen mal gehen. Oder noch schlimmer: Jetzt ist er/sie bei Gott. Aber ebenso schrecklich fand er es, wenn die Menschen

sich gar nicht äußerten und so taten, als sei nichts geschehen. Also darf er jetzt nicht schweigen! Auf keinen Fall! Er überlegt. Aber noch bevor er irgendetwas sagen kann, erzählt Ingvar weiter.

»Die letzten zwei Tage hat Astrid nichts mehr gesprochen, obwohl sie bei Bewusstsein war. Ich glaube, sie war zu schwach dazu. Sie hat nur fürchterlich geröchelt und hatte ein schmerzverzerrtes Gesicht. Wenn ich sie etwas gefragt habe, hat sie nur genickt oder mit dem Kopf geschüttelt. Gestern allerdings, etwa eine Stunde vor ihrem Tod, hat sie ihren Kopf zu mir gedreht und sehr leise gesagt *Versprich mir, Ingvar, dass du dich von der Traurigkeit nicht unterkriegen lässt! Du musst leben für das Leben. Es lohnt sich, für das Leben zu leben.*«

Ingvars Stimme zittert. Hansen ist tief berührt.

Die beiden Männer schweigen und schauen zu Boden.

»Was für ein Satz! *Es lohnt sich, für das Leben zu leben …*«

Hansen steht neben sich und hört, wie er dies zu Ingvar sagt. Noch vor einigen Wochen hätten ihn Astrids Worte völlig kalt gelassen. Auch Philipp könnte so etwas sagen.

»Ja, du hast Recht, Hansen. Ich wiederhole ihn ständig, wie ein Mantra.«

»Mit diesem Satz wird Astrid dir helfen, die schwere Zeit, die du jetzt durchmachst, zu ertragen.«

»Danke, dass du das sagst, ja, so muss ich es sehen.«

»Kann ich dir bei irgendetwas helfen, Ingvar?«

»Das ist sehr nett. Aber ich habe alles dem Bestatter übergeben. Und morgen kommt mein Bruder mit seiner Frau aus Göteborg. Die Beerdigung wird dann in vier Tagen sein. Ich würde mich sehr freuen, wenn du kommst. Du kennst ja unseren kleinen Dorffriedhof. Um zehn Uhr treffen wir uns alle dort.«

»Ich werde da sein.«

Ingvar gießt beiden noch etwas Wasser nach.

Kurze Gesprächspause.

»Übrigens hat Astrid nach deinem letzten Besuch bei uns noch einige Male über dich gesprochen. Sie sagte, du seiest ein besonderer Mensch, aber sie habe den Eindruck, dass du gerade etwas Schwieriges durchmachst und es dir nicht gutgeht. Sie hat mir aufgetragen, dir Glück und Kraft zu wünschen.«

»Ich danke dir, Ingvar!«

Hansen fühlt sich beschämt. Eine schwerkranke und dem Tode geweihte Frau wünscht ihm Glück und Kraft, ihm, der kerngesund ist und sein Leben freiwillig und aufgrund womöglich falscher Einschätzungen für immer zerstören will. Hansen spürt, dass er rot wird.

Es klingelt an Ingvars Tür. Ein Nachbar, ein recht alter Mann, kommt zu Besuch, der weder Deutsch noch Englisch spricht. So verläuft schon gleich zu Beginn die Unterhaltung zwischen den drei Männern zäh und holprig, weil Ingvar alles übersetzen muss. Das ist mühselig. Auch der Nachbar macht einen Kondolenzbesuch. Um es Ingvar zu erleichtern, entscheidet sich Hansen nach einer Weile zu gehen. Das ist eine gute Entscheidung, denn so kann sich Ingvar in Ruhe mit dem alten Mann unterhalten. Sicher kennen sie sich seit Jahrzehnten. Ingvar begleitet Hansen zur Tür. Hansen umarmt ihn: »Wir sehen uns auf der Beerdigung.«

Draußen stürmt es. Schneeregen peitscht auf die Straße, es ist fast schon dunkel. Hansen setzt sich in sein Auto, startet den Motor aber noch nicht. Er sitzt nur da und starrt durch die Windschutzscheibe ins Leere. Wie leid ihm Ingvar tut! Wie leid ihm Astrid tut, die so gern noch gelebt hätte! Und er? Er, Hansen? Er denkt an den 21. Dezember. Und wieder an Philipp. Und an Kay.

Zum ersten Mal wird Hansen bewusst, was er Kay aufgebürdet hat. Kay muss schweigen, zu allem und allen gegenüber, in erster Linie Philipp gegenüber. So erwartet es Hansen von seinem Freund, so sind sie auseinandergegangen. Wie geht es Kay damit, fragt sich Hansen. Wie würde es ihm im umgekehrten Fall damit gehen? Ob Kay oft an ihn denkt? Vielleicht. Vielleicht aber auch nicht. Kann sein, dass Kay Hansens Entscheidung, aus dem Leben gehen zu wollen, inzwischen vollkommen akzeptiert hat. Er wird traurig sein, ja, aber vielleicht glaubt er, dass es für Hansen selbst das Richtige ist. Und für Philipp? Wie stellt sich Kay das erste Zusammentreffen mit Philipp vor, nach Hansens Tod? Ob Kay Angst davor hat? Malt er sich das Gespräch aus? Drängt ihn vielleicht sein Gewissen, Philipp doch vor dem 21. Dezember über alles zu informieren? Ach nein, das glaubt Hansen nicht. Auf Kays Wort ist zu hundert Prozent Verlass. Hansen hat in seinem Leben kaum einen anderen Menschen kennengelernt, der so loyal ist wie Kay. Kay wird schweigen. Ganz sicher. Aber ist Hansen nicht zu egoistisch? Er hat bisher nur sich gesehen, er kreist nur um sich selbst. Und sein Selbsttötungsvorhaben wäre der finale Höhepunkt des egozentrischen Verhaltens. Oder darf man, muss man manchmal rücksichtslos sein? Kann zu viel Rücksicht einen Menschen nicht auch töten?

Hansen wird kalt. Der Schneeregen ist inzwischen wieder in Regen übergegangen. Der Winter hat noch keine Kraft. Bald allerdings wird das Dorf weiß und tief verschneit sein. Jetzt wirkt alles nassfinster und auf der Dorfstraße ist kein Mensch unterwegs. Hansen schaut hinüber zu Ingvars Haus, zu den hellerleuchteten Fenstern. Wie gern würde er Ingvar helfen, seinen Schmerz zu ertragen.

Die Tage bis zu Astrids Beerdigung vergehen für Hansen wie in Zeitlupe. Schon direkt nach seinem Besuch bei Ingvar beginnt er sich zu betrinken. So etwas hat er, seit er in Schweden ist, noch nie getan. Ja, als er krank war, hat er etwas getrunken und sonst ab und zu ein paar Gläser Wein vor dem Schlafen. Jetzt aber trinkt er gezielt und viel, Kays Wodka ist zuerst weg. Hansen säuft. Er hat sich nicht bewusst dazu entschieden, er tut es einfach. Der Alkohol gibt ihm das Gefühl, die Situation leichter ertragen zu können. Es gefällt ihm, langsam betrunken zu werden. Es gefällt ihm, jedwede Selbstverantwortung abwerfen zu können, sich gehen zu lassen und sich vorzugaukeln, er sei frei und unbeschwert. Aber – was für eine elende Freiheit ist das! Spätestens am nächsten Morgen weiß Hansen das und fühlt sich entsprechend. Er hat sowohl einen körperlichen als auch einen seelischen Kater. Sein Gewissen plagt ihn heftig und er weiß, dass er auf ganzer Linie versagt hat.

Ich fliehe vor keinem Dämon mehr, dazu habe ich mich entschieden, und ich gehorche keinem Dämon mehr. Ich gehe ins Ungewisse und will die Angst aushalten.

Diese Sätze hat er nach seiner Wanderung im Muddus in den Rechner getippt. Und nun? Seine Selbstachtung liegt in der Gosse. Ein großer Rückschritt.

Den ersten Tag nach seinem Beileidsbesuch bei Ingvar hat er beinahe ununterbrochen durchgesoffen. Seine Arbeit im Saunahaus hat er nicht angerührt. Kann man den ganzen Tag nur herumsitzen und saufen, ohne irgendetwas anderes zu tun? Ja, Hansen schon. Und je mehr er trinkt, desto weniger bewusst ist ihm sein selbstzerstorerisches und feiges Verhalten. Er säuft und döst.

Heute ist der zweite Tag nach seinem Besuch bei Ingvar. Es ist zehn Uhr morgens und Hansen ist gerade aufgestanden. Er fühlt sich hundeelend. Im Spiegel sieht er eine erbarmungswürdige, lächerliche Gestalt. Er schaut weg und geht unter die Dusche. Immerhin wäscht er sich! Obwohl ihm übel ist, kocht er sich Kaffee und überlegt, etwas zu essen. Vielleicht ein halbes Marmeladenbrot? Er versucht es, schafft aber nur zwei Bissen, dann ist Schluss. Den Kaffee kann er trinken. Vor ihm auf dem Tisch steht noch eine halbvolle Flasche Wodka. Hansen hat sich in

Berlin reichlich eingedeckt mit Alkohol. Denn er wusste, dass es in seinem Dorf weder Wein noch Spirituosen zu kaufen gibt. Noch zwei Tage bis zu Astrids Beerdigung, also übermorgen. Was soll er heute tun? Wieder saufen? Er schaut sich die Wodkaflasche genau an. Ein Schnaps zum Kaffee gefällig? Und der Tag wäre gerettet. Oder die Zähne zusammenbeißen und zum Arbeiten in die Sauna gehen? Draußen hört es gar nicht mehr auf zu regnen. Der Himmel ist so düster, dass man meinen könnte, es wird gleich schon wieder Nacht. Dieses Wetter setzt Hansen zu. Nass, kalt, dunkel, immer wieder Sturm. Er empfindet das Wetter als böse, abweisend und destruktiv. Als hätte sich die Natur seiner Lebensstimmung angepasst und somit gegen ihn gestellt. Als würde sie höhnen: *Genau so hast du es verdient! Sieh zu, wie du damit klarkommst!* Selbst sein See erscheint ihm lebensfeindlich. Schwarz und bedrohlich liegt er hinter Hansens Hütte, als würde er nur darauf lauern, alles zu verschlingen, was in die Nähe seines Ufers kommt. Und nun scheint auch noch ein Gewitter aufzuziehen. Aus der Ferne ist tiefes Grollen zu hören. Hansen trinkt noch eine Tasse Kaffee, keinen Schnaps. Gut, er will versuchen, heute zu arbeiten. Bevor er seine Hütte verlässt, nimmt er noch zwei Aspirin. Die Kopfschmerzen sind beinahe unerträglich. Oder vielleicht doch ein Glas Wodka? Das wäre wirkungsvoller als die Aspirintabletten. Nein! Er zieht sich dick an und geht hinüber ins Saunahaus. Er arbeitet, schnell und angestrengt, und verdrängt dabei alles. Zwei Stunden geht das gut. Dann plötzlich wirft Hansen seine Arbeit hin, hastet durch den Regen zurück in die Hütte, kocht erneut Kaffee, trinkt drei Tassen mit viel Milch und viel Zucker und nun kann er der Wodkaflasche auf dem Tisch nicht mehr widerstehen. Gleich ein ganzes Wasserglas kippt er auf ex in sich hinein. Das war es dann mit der Arbeit im Saunahaus. Hansen bleibt in der Hütte, glotzt nach draußen, kommt sich vor wie ein Penner, aber es ist ihm egal, und säuft. Wieder bis zum Abend. Irgendwann fällt er beinahe bewusstlos in sein Bett.

Am nächsten Morgen wird er schon um sieben Uhr wach. In seinem Kopf sind mehrere Presslufthämmer am Werk. Ohne auch nur einen klaren Gedanken gefasst zu haben, steht Hansen auf, macht im Kamin ein Feuer an und trinkt anschließend einen halben Liter Wasser. Dann kocht er sich Kaffee. Morgen wird Astrid beerdigt. Morgen muss er bei Sinnen sein. Und er will Ingvar nicht mit einer Alkoholfahne und völlig zerknautschtem Gesicht entgegentreten. Hansen muss sich also aufraffen. Er will es auch! Zeit seines Lebens hat er Menschen verstanden, die saufen, aber gleichermaßen hat er sie auch verachtet. Heute will er keine anderen Menschen mehr wegen ihrer Schwächen verachten, aber er verachtet sich selbst wegen seiner Schwäche, seines Versagens und seiner Trägheit. *Ich fliehe vor keinem Dämon mehr.* Was wird mit Hansen passieren, wenn er dies wirklich schafft?
Noch immer regnet und stürmt es draußen. Den ganzen Tag arbeitet er im Saunahaus. Er trinkt keinen Tropfen Alkohol mehr. Am Abend macht er sich Bratkartoffeln mit Speck, und schon um zwanzig Uhr liegt er im Bett.

Noch ein paar hundert Meter bis zum kleinen Dorffriedhof. Schon von weitem sieht Hansen die vielen Menschen, die zu Astrids Beerdigung gekommen sind. Sie war sehr bekannt und offenbar überaus beliebt. All die Menschen wollen ihr die letzte Ehre erweisen. Hansen parkt auf der Straße, da der Friedhofsparkplatz schon überfüllt ist. Er hat sich vorgenommen, diskret im Hintergrund zu bleiben. Und so geht er besonders langsam in Richtung der Trauernden. Es ist halb zehn. Heute hat es noch nicht geregnet. Der erste trockene Tag seit langem. Aber der Himmel ist grau und die Luft ist kalt. Ein paar Grad nur über dem Gefrierpunkt, kaum Wind. Jetzt gehen die Besucher nach und nach in die Friedhofskapelle. Hansen wartet ab, dann sieht er Ingvar, der sehr angeschlagen und traurig wirkt. Er steht am Eingang. Jeder gibt ihm die Hand. Und auch Hansen geht auf ihn zu. »Danke, dass du gekommen bist«, sagt Ingvar. Hansen nickt und sagt nur: »Ich wünsche dir viel Kraft!« Und schon stehen die nächsten Trauergäste neben Ingvar. Es wird zehn nach zehn, bis endlich alle Leute die Kapelle betreten haben. Sie ist brechend voll. Hansen hat einen Stehplatz ganz hinten, von dem aus er den Altar gut sehen kann. Die Trauerfeier beginnt. Und da Hansen kein Schwedisch versteht, versinkt er, während der Pastor spricht, tief in seinen Gefühlen und Assoziationen, dabei Astrids blumengeschmückten Sarg fest im Blick. Als Orgelmusik erklingt, beginnt er lautlos zu weinen. Niemand bemerkt es. Er tupft seine Tränen mit einem Papiertaschentuch ab. Was ist mit ihm los? Astrid war kein ihm nahestehender Mensch. Nur wenige Male hat er sie getroffen. Darauf aber kommt es nicht an. Sie und ihr Schicksal haben sein Herz berührt. Er spürt Demut und Dankbarkeit für all das Gute, das ihm bisher widerfahren ist. Und er empfindet tiefe Scham für all die Fehler, die er in seinen Jahrzehnten begangen hat. Er trauert um die Toten aus seinem Leben, die allesamt zum Klang der Orgel vor seinem inneren Auge an ihm vorbeiziehen. Er denkt an die Endgültigkeit des Todes, an die Unaufhaltsamkeit von Werden und Vergehen, an die Unbeständigkeit unseres Geistes, an die Zerbrechlichkeit des Lebens. Und wie bedeutungslos doch das meiste ist, an das die Menschen sich klammern und worauf sie hoffen. Er denkt an den Indian Summer und an seinen See. Und an die göttliche Stille weit draußen in der Wildnis. Und dann sieht er den 21. Dezember auf sich zukommen. Er sieht Philipp auf seiner (Hansens) Trauerfeier. Wo wird diese Feier stattfinden? Hier in Schweden, gar in dieser

Kapelle? In Berlin oder in München? Wie wird sie ablaufen? Wer spricht dort was? Jetzt spielt die Orgel Bach. Hansen liebt und verehrt Bach über alles. Und exakt in diesem Moment fallen Sonnenstrahlen durch die Fenster der Kapelle genau auf Astrids Sarg, als würde er gezielt angestrahlt. Die bunten Blumen darauf leuchten regelrecht. Lila, gelb, rot, weiß, orange ... Ist das ein Zeichen? Für ihn? Hansen empfindet es plötzlich so. Ingvar aber könnte es ebenso empfinden, oder jemand anderes im Raum. Der Sarg erscheint so hell, dass seine Umgebung fast dunkel wirkt. Hansen hat in seinem ganzen Leben nie irgendetwas als ein Zeichen gedeutet, fast aberwitzig erschienen ihm solche Erzählungen. Heute tut er es. Vielleicht wird man empfänglicher für Dinge dieser Art, wenn man nicht mehr auf sicheren Fundamenten steht oder wenn man existenziell erschüttert wurde. Hansen saugt die Musik auf. So lange hat er keine ernste Musik mehr gehört, und schon gar nicht live. Was *ist* ganz tief in seinem Inneren? Jenseits der Dämonenwelt, jenseits all seiner Erfahrungen?

Jetzt ziehen wieder Wolken vor die Sonne. Der Sarg steht nicht mehr im strahlenden Lebenslicht. Und nach einigen Minuten endet auch die Musik. Hansen beobachtet Ingvar. Er steht auf, geht zum Altar und legt einen kleinen Rosenstrauß, rot und rosa, auf den Sarg. Und bleibt mit gefalteten Händen schweigend davor stehen. Dann erheben sich langsam auch die anderen Trauergäste und viele legen eine mitgebrachte Blume auf den Sarg. Nun ist der Zeitpunkt gekommen, zu dem sich Hansen zurückziehen wird, denn er meint einmal gelesen zu haben, dass in Schweden nur der enge Familien- und Freundeskreis an der Beisetzung teilnimmt. Er möchte niemandem zu nahe treten. Er wird es später Ingvar erklären, jetzt kann er ihn nicht ansprechen. Und tatsächlich gehen nicht alle Leute mit zum offenen Grab. Hansen schaut dem Sarg noch nach, wie er aus der Kapelle in Richtung Grabfeld gefahren wird. Der Himmel ist grau. Keine Spur mehr von Sonne. Adieu, Astrid! Adieu!

7

Der erste Schnee.

Hansen ist gerade aufgestanden und schaut aus dem Fenster. So viel Schnee! In der letzten Woche ist es schon recht kalt gewesen, aber es hat nicht geschneit. Ungewöhnlich für diese Gegend und diese Jahreszeit. Und jetzt das! Hansen ist wie elektrisiert. Er hat den Eindruck, dass die alte Welt um ihn herum gänzlich verschwunden ist. Schien die Umgebung seiner Hütte gestern Abend noch düster, trübe und abweisend, so wirkt nun alles freundlich und hell, obwohl der Tag noch gar nicht angebrochen ist. In etwa zwei Stunden wird es hell werden. Wie wird es dann erst aussehen? Die Wolkendecke ist inzwischen aufgerissen, einige Sterne sind zu sehen, kein Schneefall mehr und das Thermometer am Fenster zeigt minus 9 Grad. Hansen schaut zum See. Seit Tagen schon ist er zugefroren und das dunkle Eis schien immer dicker zu werden. Über Nacht nun ist er zu einer malerischen weißen Fläche geworden, die sich weit in alle Richtungen bis hin zu den in Wassernähe stehenden Kiefern, Fichten und Birken ausdehnt. Die Äste und Zweige der Bäume, die Sträucher und die großen Gräser sind weißummantelt. Hansens Boot ist halb im Wasser eingefroren und ebenfalls von einer dicken Schneeschicht bedeckt, man kann es allerdings noch gut erkennen. Schnee. Heimlich, sozusagen halbbewusst, hat Hansen auf die weiße Pracht gehofft. Schnee ist für ihn ja etwas ganz Besonderes. Ein Zitat aus einer anderen Welt vielleicht. Einer Welt des Friedens und der Reinheit, der Stille und der Weisheit. Und wie sehr Hansen den hypnotischen Tanz fallender Flocken liebt! Und wie aufmerksam er hinhört, wenn sie zu Boden gehen oder auf Äste und von Herbststürmen verschonte abgestorbene Blätter treffen. Es ist ein zartes, überaus zurückgenommenes Geräusch.

Das geheimnisvolle Flüstern des Winters. Ebenso liebt er die Kälte. Die Welt bei minus 20 Grad ist eine andere als die bei plus 20 Grad. Je kälter es ist, desto klarer kann Hansen sehen, meint er zumindest, der Frost schärft seinen Blick für das Wesentliche. Was aber ist das Wesentliche? Wie werden die nächsten Wochen verlaufen? Tiefer Winter in Nordschweden. Noch 46 Tage bis zum 21. Dezember. Hansen hat es gerade ausgerechnet. Und sofort wieder verdrängt. Er will sich mit seinem Todeswunsch und seinem Vorhaben nicht beschäftigen. Er will jetzt den Winter erleben und kann es gar nicht abwarten, dass es endlich hell wird. Wobei die Tage in Lappland nun rapide kürzer werden. Woche für Woche, Tag um Tag. An seinem Geburtstag wird die Sonne nur etwa eine Stunde eine kleine Chance haben, in der Mittagszeit. Die restliche Zeit über herrscht tiefe Nacht. Hansen macht Feuer in seinem Kamin und kocht Kaffee. Was wird er heute unternehmen? Zu arbeiten gibt es im Haus und auf seinem Grundstück rein gar nichts mehr. Aber danach steht ihm auch nicht der Sinn. Heute will er hinaus in die Natur. Endlich wieder. So lange war er nicht mehr tief im Wald, auf den Fjellen, in der Tundra. Er wird die Landschaften des Sommers und des Herbstes nicht wiedererkennen. Alles ist jetzt anders. Das weiß er von früheren Reisen. Und solange es noch reichlich Tageslicht gibt, will er die neue Welt auf sich wirken lassen, das Weiß, die beinahe übernatürliche Helligkeit, wenn die Sonne scheint. Hansen sitzt an seinem Holztisch, isst eine Scheibe Brot und trinkt den frisch gekochten Kaffee. Zum ersten Mal seit Jahren empfindet er eine Art Euphorie, eine große Freude, eine Vorfreude, und das liegt am Schnee, am Winter, der Kälte und daran, dass er beschlossen hat, in ein oder zwei Stunden hinauszugehen und eine längere Wanderung zu machen. Wo will er wandern? In der Nähe seiner Hütte? Oder soll er mit dem Wagen in einen Nationalpark fahren? Er entscheidet sich, heute nicht das

Auto zu nehmen, sondern direkt von seiner Hütte aus in die weiße Wildnis zu gehen. Er schaut aus dem Fenster, noch immer ist es finster draußen, aber die Sterne funkeln so hell und klar überall am Firmament, dass nun gar keine Wolke und nicht einmal mehr ein Wolkenschleier am Himmel zu sein scheint. Es wird also ein strahlend heller Tag heute. Hansen denkt wieder an den 21. Dezember. Nein, er lässt den Gedanken nicht zu. 46 Tage noch bis zu seinem Tod ... nein, heute soll es um das Leben gehen, heute interessiert ihn weder die Zukunft noch die Vergangenheit, heute interessiert ihn nur der Schnee. Wäre das nicht grundsätzlich eine gute Lebenshaltung, weder an die Zukunft noch an die Vergangenheit zu denken? Das Feuer in Hansens Kamin knistert und lodert. Der Raum ist schon angenehm warm. Neben ihm auf dem Tisch liegt sein Smartphone. Nur selten kommt noch Post von Bekannten, Kollegen oder Geschäftspartnern. Er löscht die Mails nach wie vor sofort, ohne sie geöffnet zu haben. Und da nur wenige Leute diese Telefonnummer kennen, klingelt das Gerät so gut wie nie. Zweimal bisher, seine Bank und ein Bekannter. Natürlich hat er nicht abgenommen. Es wurden auch keine Nachrichten hinterlassen. Er würde nur mit Philipp und eventuell mit Kay sprechen wollen. Einen Anruf von Ingvar würde er ebenfalls annehmen. Während Hansen auf den Anbruch des Tages wartet, blättert er in einem Buch, das er aus seinem Bücher-Rucksack gekramt hat, und beginnt tatsächlich ein wenig darin zu lesen. Das ist erstaunlich, denn so lange hat er nicht mehr gelesen. Warum tut er es jetzt? Vielleicht liegt es an dem Titel des schmalen Bandes: *Eine Frau erlebt die Polarnacht*. Kay hat es ihm vor Jahren einmal geschenkt, aber Hansen ist nie dazu gekommen, sich damit zu beschäftigen.

Draußen beginnt es zu dämmern und der Osthimmel verfärbt sich tiefrot. Der erste Wintertag in Lappland beginnt.

Hansen fühlt sich an seine Kindertage erinnert. Hatte es damals zum ersten Mal im Jahr geschneit, konnte er es gar nicht abwarten, nach draußen in den Schnee zu kommen. Einmal, im Alter von gerade mal sechs Jahren, war er noch vor den Eltern in der Frühe aufgestanden und hatte heimlich das Haus verlassen. Starkes Schneetreiben draußen, eiskalte Luft und Dunkelheit. Über eine Stunde lief der kleine Hansen durch das tief verschneite und menschenleere Viertel, in dem sein Elternhaus stand. Als er zurückkam, erwarteten ihn die Eltern schon auf der Straße und waren außer sich vor Besorgnis. »Warum machst du so was?«, schrie der Vater ihn an, packte ihn dabei fest an seinen Schultern und schüttelte ihn heftig. Und Hansen antwortete nur: »Papa, das ist gar nicht schlimm, im Schnee passiert mir nichts, der Schnee beschützt mich!«

Jetzt ist es draußen ganz hell. Der zugeschneite See liegt strahlend in der Morgensonne.

Hansen hat sich wintertauglich angezogen und seine Schneeschuhe aus einem Koffer geholt. Nun hält ihn nichts mehr in der Hütte. Er geht hinaus. Und schon beim ersten Schritt vor die Tür ist er überwältigt von dem gleißenden Licht, das ihm entgegenschlägt. Keine Wolke am leuchtend blauen Himmel, alles eingeschneit, der Schnee glitzert. Ob er es wagen kann, auf den See zu gehen? Ja, bestimmt. Das Eis ist dick genug. So viele frostige Tage und Nächte hat es schon gegeben. Hansen atmet die reine, eiskalte Luft tief ein. Bestimmt wird es in der nächsten Zeit noch viel kälter werden. Er geht um seine Hütte herum und genau an der Stelle, wo das eingefrorene Boot liegt, betritt Hansen den See. Zunächst etwas tastend und vorsichtig, nichts knackt oder knarzt, dann geht er mit festem Schritt und er hat das Gefühl, einen soliden Untergrund unter seinen Füßen zu haben. Hier bricht das Eis nicht mehr, da ist Hansen sich sicher.

Was für ein Erlebnis – er *läuft* über seinen See! Etwa in der Mitte der Eisfläche bleibt er stehen und lauscht der Stille. Es ist eine andere Stille als im Sommer, sie ist gedämpfter, tiefer, endgültiger. Jetzt ist wirklich gar nichts zu hören, kein Vogel, kein Wasserplätschern, keine Blätter im Wind. Und wohin er auch blickt, um den See herum weiß verschneite Bäume, und in der Ferne sieht er seine rot angestrichene Hütte mit einer dicken Schneeschicht auf dem Dach. Das wäre ein Motiv für einen Reisekatalog: Winter in Schweden. Obwohl die Luft kalt ist, wärmt die Sonne ein wenig Hansens Gesicht. Er geht jetzt weiter quer über den See und entfernt sich so immer mehr von seiner Hütte. Aber das will er ja auch. Er will in den Wald und dann auf eine baumlose Anhöhe, um so weit wie möglich über die Landschaft schauen zu können. Der Schnee knirscht beim Gehen und reflektiert die Sonne grell in Hansens Augen. Er saugt die Helligkeit gierig auf. Denn so lange ist es düster und trüb gewesen, und so viele Stunden hat er in seiner nur spärlich beleuchteten Hütte zugebracht. Licht ist Leben. Ist Licht Leben? Vielleicht ist der Tod das hellste Ereignis für den Menschen überhaupt. Warum wird der Tod immer mit Dunkelheit und Schwärze in Zusammenhang gebracht? Hansen will nicht über den Tod nachdenken. Jetzt erreicht er das andere Ufer des Sees. Er schaut sich noch einmal um und sieht die schmale, lange Spur seiner Fußabdrücke, die sich über den ganzen See erstreckt. Er geht in den Wald. Hier, diese Richtung muss es sein! Von hier wird er die Anhöhe gut erreichen. Philipp liebt den Schnee auch. Hansen denkt an Philipps Kindheit. Stundenlang hat er damals den kleinen Philipp auf dem Schlitten durch verschneite Wälder gezogen. Philipp wollte mit seinem Papa nicht irgendwelche Hügel hinabfahren, er wollte von seinem Papa durch Winterwälder gezogen werden. Vier oder fünf Jahre war er da. Und Hansen erinnert sich noch sehr gut daran, dass Philipp mit großen Augen auf dem Schlitten saß, ganz still und brav, und nur nach oben in die verschneiten Baumkronen schaute. Und einmal fragte der kleine Philipp: »Papa, gibt es im Himmel, beim lieben Gott, auch Schnee und Eisblumen?«

Hansen verlässt den Wald, vor ihm liegt die baumlose Hochfläche, der Fjell, den er angesteuert hat. Sein Weg führt leicht aufwärts. Mit jedem Schritt weitet sich sein Blick. Überwältigend die Natur um ihn herum. So weit das Auge reicht, schneebedeckte Ebenen mit wenig Vegetation, weiße Wälder und dazwischen immer wieder zugefrorene und verschneite Seen, die sich graziös in die Landschaft fügen. Hansens Augen werden geflutet vom Blau des Himmels und vom Weiß der Schneekristalle. Er atmet tief durch, immer und immer wieder. So klar die Luft, so kalt und windstill. »Ich setzte den Fuß in die Luft, und sie trug.«* Und Hansen läuft und läuft. Zurück zur Mutter. Zum Ursprung seines Lebens. Und da steht sie in der Ferne, die gütige alte Frau, winkt ihm schon von weitem, lächelt ihm zu. Hansen läuft schneller und angestrengter, aber er hat das Gefühl, nicht von der Stelle zu kommen. »Du kannst es nicht erzwingen«, ruft sie ihm zu, »finde den Takt des Lebens, dann werde ich dir ganz nahe sein, für immer.« Hansen ist plötzlich Kind, er sucht den Schutz der Mutter, schmiegt sich an sie und verspürt den tiefen Wunsch, niemals erwachsen zu werden. Und als hätte die Mutter seine Gedanken gelesen, sagt sie: »Mein Junge, auch ich war einmal Kind und hatte diesen Wunsch. Wäre er mir erfüllt worden, gäbe es dich nicht. Wir Menschen müssen immer weitergehen und wir müssen loslassen. Je mehr wir loslassen, desto freier werden wir.« Ist Hansen frei? Ist sein Entschluss, sich zu töten, ein Ausdruck der Freiheit – oder

*Hilde Domin: Nur eine Rose als Stütze

genau das Gegenteil? Hat Hansen wirklich alles losgelassen, sich von allem befreit – oder ist er ein Gefangener seiner eigenen Lebensanschauung? Das Totenzimmer der Mutter. Da sitzt Hansen an ihrem Bett und hält ihre kalte Hand. So friedlich ihr Gesichtsausdruck. »Jetzt hat sie es endlich gut«, sagt der Vater. Hansen zittert. Der tote Körper der Mutter ist grau und ausgemergelt. Die letzten Wochen hat sie vor Schmerzen nur noch gewimmert. Und dann spricht die Seele der Mutter zu Hansen: »Führe ein gutes Leben, Junge! Wertschätze deine Zeit! Der Tod ist sehr schön, hab keine Angst vor ihm, hier ist überall Frieden. Aber denselben Frieden findest du auch tief in dir selbst. Suche ihn und lass andere Menschen daran teilhaben.« In diesem Moment hat Hansen das Gefühl, als würde sie seine Hand loslassen. Und tatsächlich sagt der Vater: »Sie ist nicht mehr hier. Sie ist gegangen. Das ist nur noch ihre Hülle. Jetzt lebt sie in unseren Herzen.« Hansen schreckt auf. Ein Kampfflugzeug donnert mit ohrenbetäubendem Lärm über die weiße Landschaft hinweg, jetzt ist es genau über ihm. Welch ein Frevel! Ein dröhnendes Militärflugzeug in diesem Paradies. Hansen ist geradezu geschockt. Aber die Welt ist eben nicht rein und weiß, die Welt ist auch laut, dunkel, böse und hasserfüllt. Das hatte Hansen fast vergessen. Zumindest während der letzten Stunden. So schnell der Jet da war, so schnell ist er nun auch wieder verschwunden. Nur ganz in der Ferne ist er noch zu sehen. Ob der Pilot ahnt, welche Schönheiten er gerade überfliegt und wie brutal er die magische Stille hier unten zerstört? Vermutlich nicht. Ihm geht es um andere Dinge.

Hansen macht sich auf den Rückweg zu seiner Hütte. Vielleicht schafft er es, vor Einbruch der Dunkelheit zurück zu sein. Und wenn nicht, so ist es ihm auch egal. Denn mit der Dunkelheit muss er demnächst ohnehin leben. Es ist jetzt Winter, das ist das Wichtigste, es ist kalt und es liegt Schnee. Einen so guten Tag wie heute hat er seit Jahren nicht mehr erlebt.

»Sei keinesfalls darauf bedacht, in deinem Inneren zu weilen, und ich will auch, kurz gesagt, nicht, dass du außer dir, über dir, hinter dir noch auf dieser oder jener Seite von dir seiest. *Wo also soll ich dann sein? Nach deinen Worten also nirgends?* Fragst du und hast damit ganz richtig gesprochen, gerade dort möchte ich dich nämlich haben ... Obwohl alle deine leiblichen Sinne dort nichts finden können, um sich daran zu weiden, weil sie dein Tun für nichts halten, sollst du dennoch in diesem Nichts weiterwirken ... Nimm keine Rücksicht darauf, dass deine Sinne nichts mit diesem Nichts anfangen können ... Die Seele, die es fühlt, wird jedoch eher von dem Überfluss an geistigem Licht geblendet, als dass sie sehunfähig wäre durch die Dunkelheit oder einen Mangel an wirklichem Licht. Wer nimmt sich heraus, es das Nichts zu nennen? Sicher unser äußerlicher Mensch, nicht unser innerer; unser innerer nennt es das All, denn es hat ihn gelehrt, alles Existierende, sei es körperlich oder geistig, zu erkennen, ohne irgendein Ding oder Wesen für sich gesondert zu betrachten ... Manchmal glaubt er bei diesem Bemühen, in die Hölle zu schauen ... Wer aber ausharrt, kann auf die Vollendung hoffen.«*

Die Wintertage vergehen still und ruhig, ohne besondere Vorkommnisse. Ist das die Ruhe vor dem Sturm? Es hat noch viel mehr geschneit und die Temperaturen sinken stetig. Hansen macht täglich kleinere Wanderungen und liest tatsächlich immer wieder in seinem Büchlein über die Polarnacht. Der Winter hat ihn ganz und gar in seinen Bann gezogen. Auch seine Dämonen lassen ihn weitgehend in Ruhe. Wie aber sieht es tief in seinem In-

*Die Wolke des Nichtwissens

neren inzwischen aus? Welche Dämonen leben noch? Wer oder was hat Macht über Hansen? Die Zeit läuft ihm nun davon. Die Tage werden immer kürzer, ebenso die Lebenszeit, die ihm noch verbleibt. Gerade eben hat er gerechnet und gezählt. Es sind nur noch 21 Tage bis zu seinem Geburtstag. Himmel! Das schockiert ihn. Er sitzt auf seinem Bett und zählt noch einmal nach. Ja, 21 Tage, stimmt! Es ist kurz nach sechs Uhr in der Frühe. Heute will Hansen mit dem Wagen hinausfahren, wohin weiß er noch nicht, wahrscheinlich in Richtung Sarek. Das Wetter ist trocken und vermutlich wird die Sonne heute anderthalb Stunden scheinen. Außentemperatur jetzt 29 Grad minus. Das ist eisig und nach Hansens Geschmack. Hoffentlich springt das Auto an. 21 Tage. Genauso kalt wie heute sollte es in seiner Geburtstagsnacht sein, so hat er es sich immer vorgestellt. Die allerbeste Voraussetzung für einen schnellen Tod. Je kälter, desto besser. Hansen geht zum Fenster. Was für ein Nachthimmel! Hunderttausende, ach, Millionen lichterfüllte Sterne am Firmament. Er geht zur Tür, weil er die Sterne ohne trennendes Glas sehen will. In dem Moment, als er die Tür öffnet, wirft ihn die Kälte beinahe um. Er hat ja kaum etwas an. Also ein schneller Blick nach oben! Einen so funkelnden Himmel hat Hansen nur einmal in seinem Leben gesehen. Das war vor vielen Jahren mitten in der Sahara. Selbst während seiner früheren Aufenthalte im hohen Norden ist ihm nie ein derart spektakulärer Nachthimmel zu Gesicht gekommen. Die Sterne sind so hell und glitzernd, dass man meinen könnte, sie seien von der Sonne angestrahlte Riesendiamanten. Der Blick in diesen Himmel bewegt Hansen sehr. Er vergisst die Kälte und ist mit seinen Gedanken weit draußen im All und gleichzeitig bei seinen toten Eltern, bei Philipp und auch bei seinem Freund Kay.

Hat er (Hansen) in seinem Leben *genug* geliebt? Was heißt *genug* lieben? Jetzt bereut er jeden Tag, an dem die Liebe nicht im Mittelpunkt seines Lebens gestanden hat. Und davon gab es so viele! Tage des Kleinmuts, der Trägheit, der falschen Präferenzen, der Verzagtheit, der Mutlosigkeit oder einfach Tage der schlechten Laune. Was meint Liebe? Ein die Welt und alle Kreaturen umfassendes und bedingungsloses Wohlwollen? Vielleicht. Kann man das Weltall lieben? Ja, man kann. In welche Schönheit er gerade blicken darf! Früher hat Hansen solche Eindrücke oder Ähnliches für selbstverständlich genommen, jetzt überkommt ihn tiefe Dankbarkeit. Vielleicht ist der Blick ins All identisch mit dem Blick in sein Inneres. Überall ist Weltall. Und in den Tiefen liegt der Ursprung. Ist der Ursprung Gott? Hansen fragt tatsächlich gerade nach Gott. Ach, aber er mag dieses Wort gar nicht. Was allerdings sind schon Worte?! Hansen denkt an all die Menschen, die in den vergangenen Jahrtausenden ebenfalls in diesen Himmel geblickt haben. Er stellt sich ihr Staunen vor, ihre Ehrfurcht, ihre Bewunderung, ihre Fragen. Und wie werden die Wesen, die in den nächsten Jahrtausenden die Erde bevölkern, den Himmel und die Sterne sehen, beurteilen und empfinden? Menschen im herkömmlichen Sinne werden es sicher nicht mehr sein. Vielleicht Mischwesen, halb Homo sapiens, halb synthetische Kreaturen. Werden sie auch Demut empfinden können? Jetzt spürt Hansen die brachiale Kälte am ganzen Körper. Wie lange steht er schon in der geöffneten Tür? Viel zu lange! Seine Hände, seine Beine, sein ganzer Körper ist eiskalt und durchgefroren, er zittert. Also zurück in die Hütte und die Tür gut verschließen. Hansen muss sich aufwärmen und setzt sich ganz nahe an das lodernde Kaminfeuer.

Am späten Vormittag fährt er los. Heller Sonnenschein. Strahlende Welt. Das Auto ist sofort angesprungen und die Straßen sind befahrbar. Allerdings braucht es einige Zeit, bis er von seiner Hütte auf die nächste größere Straße gelangt. Denn der schmale Weg zur Hütte, etwa drei Kilometer lang, ist tief verschneit und Hansens Auto schafft es nur mit Mühe, sich durch den Schnee zu kämpfen. Aber es klappt. Das Auto hat Allrad und gute Reifen und ist robust. Hansen hat kein festes Ziel, allerdings fährt er in Richtung Sarek. Vielleicht wird er irgendwo stehen bleiben und einfach in die weite Schneelandschaft hineingehen. 27 Grad Frost zeigt das Autothermometer an, keine Wolke am Himmel. Auf der Straße begegnen ihm nur wenige Fahrzeuge. Was für ein Tag ist heute eigentlich? Sonntag! Früher hat Hansen die Sonntage immer gemocht. Weil das normale Leben langsamer und ruhiger verlief und weil sein Telefon an diesen Tagen weniger oder sogar überhaupt nicht klingelte. Und obwohl er Atheist war, so hatten die Sonntage doch immer auch im Verborgenen etwas Spirituelles für ihn, selbst wenn er das anderen gegenüber niemals zugegeben hätte. Es gefällt Hansen, durch die weiße, wüstenähnliche Landschaft zu gleiten. In der Ferne sieht er hohe Berggipfel, rechts und links der Straße endlose Schneeflächen. Schon seit einer Stunde ist ihm kein Auto mehr begegnet. Als würde er allein über einen fremden, exotischen Planeten fahren. So geht es noch eine ganze Weile. Bis nach einer ausgedehnten Kurve und einem Hügel vereinzelt kleingewachsene Bäume (meist Nadelgehölze) und Waldfetzen auftauchen. Die kleinen Bäume sind so stark eingeschneit, dass sie kaum mehr als Bäume erkennbar sind. Eher gleichen sie abstrakten Skulpturen. Und da rechts ist eine schmale Straße, ein Weg, der nicht gänzlich zugeschneit zu sein scheint. Fahrspuren sind deutlich zu erkennen. Kann Hansen es wagen, hier abzubiegen? Er überlegt kurz und dann tut er es. Ihm gefällt es hier, also fährt er ins Ungewisse. Der Wagen muss sich quälen, aber er kommt voran. Sollte ihm jetzt ein Auto entgegenkommen, gäbe es Probleme. Aber es kommt niemand. Der Weg ist kurvig und an seinen Rändern stehen immer mehr weißglitzernde Skulpturen. Manche sehen aus wie eingefrorene Menschen mit mehreren Armen und Riesenohren, andere erinnern an Zwerge und Gnome oder an Türme von Hundertwasser, die meisten aber lassen keine greifbaren Assoziationen zu. Hansen fährt weiter und weiter. Wohin dieser Weg wohl führt? Neben einem riesigen Felsbrocken, der mitten in der Landschaft liegt, hält er an. Das ist ein guter Platz, hier will er aussteigen. Die Schneeschuhe liegen hinten im Wagen. Er zieht sie an und wandert langsam los. Einfach querfeldein und immer geradeaus, vorbei an hunderten von Skulpturen. So wie jetzt knirscht der Schnee nur bei extremer Kälte. Er steuert ein kleines Waldstück an. Es ist derart kalt, dass Hansen während des Gehens eine Gesichtsmaske, die er in der Anoraktasche bei sich trägt, überzieht. Das ist gut. Auch sonst ist er ganz dick angezogen, so dass er nicht friert. Zum Glück ist es windstill, sonst wäre die Kälte nicht so einfach auszuhalten. Plötzlich bemerkt Hansen, dass die Sonne immer schwächer wird. Natürlich, die Tage sind jetzt kurz, und die letzten zwei Stunden hat er nicht auf die Uhr geschaut. Bald wird es dunkel werden. Soll er weiterwandern? Ja, warum nicht?! Und jetzt geht alles sehr schnell. Die Sonne versinkt hinten den fernen Bergen und der feurige Abendhimmel (obwohl es ja noch gar nicht Abend ist) taucht die ganze Winterlandschaft in ein berauschendes Farbenmeer. Waren die Skulpturen, die beschneiten größeren Bäume und die weiten Schneeflächen gerade noch blendend weiß, so erscheinen sie jetzt hellrot und rosa, ja sogar leicht violett. Hansen verschlägt es den Atem. Er bleibt neben einer Kiefer stehen, lehnt sich an ihren Stamm und blickt in die Landschaft. Das ist nicht mehr diese Welt. Rosavioletter Schnee, der Himmel eine gigantische Komposition mäandernder Rot- und Gelbtöne. Und diese Stille! Hier schweigt Gott. Schon sind ein paar Sterne am Osthimmel zu sehen, von Dunkelheit aber noch keine Spur. Hansen wünscht sich, die rote Stunde möge nie vergehen. Er denkt an das Finale der Neunten von Beethoven … »Wir betreten feuertrunken, Himmlische, dein Heiligthum.«* So weit entfernt der Tod jetzt. Überirdisch schön das Leben. Hansen vergisst alles um sich herum. Warum er in Lappland ist, was er über die Welt und die Menschen denkt, er vergisst die Langeweile seiner letzten Jahre und seine Unzufriedenheit. Er vergisst sich selbst, sein altes Ich. Ist es darum schade? Hat ein jeder Mensch tief verborgen in seinem Inneren ein wahres Selbst, das ganz anders ist als alles, was er sonst sein Ich nennt? Was ist ein wahres Selbst? Hat Hansen in den letzten Wochen und Monaten davon eine Ahnung bekommen? Zeigt ihm dieses wahre Selbst das Leben und den Tod in einem anderen Licht?

Müssen alle Dämonen überwunden sein, um dieses Selbst zu sehen? Was sieht Hansen? Er traut seinen Augen nicht! Ganz vorsichtig und langsam tritt hinter ein paar dicht nebeneinander stehenden rosa Skulpturen ein majestätisch anmutender weißer Elch hervor. Ein riesiges Tier. Hansen erstarrt vor Überraschung. Jetzt bleibt der Elch stehen. Welch ein Anblick! Auf keinen Fall darf sich Hansen nun bewegen. Er hat in seinem ganzen Leben nur wenige Elche in freier Wildbahn gesehen. Und noch nie einen weißen Elch. Er wirkt auf Hansen wie eine mystische Erscheinung. Weiße Elche sind in Skandinavien äußerst selten, und viele Einheimische, besonders die Ureinwohner Lapplands, die Samen, verehren diese eindrucksvollen Tiere. Der Elch hat Hansen entdeckt und beäugt ihn kritisch. Hansen hat keine Angst vor ihm. Und so stehen sich Mensch und Elch gegenüber. Aug' in Aug'. Zwei Außenseiter. Das schöne, königliche, weiße Tier – und der bis vor kurzem lebenssatte und weltabgewandte Mensch.

*Friedrich Schiller: An die Freude

Hansen ist fasziniert. Etwa zehn Meter trennen ihn von dem Tier, vielleicht sogar weniger. Was geht jetzt in dem Elch vor, was in Hansen? Beide sind äußerst überrascht, aufeinandergetroffen zu sein, und ein jeder hat den anderen fest im Blick. Hansen steht im Bann des Tieres. Die in Rot getauchte Winterwelt um ihn herum verwandelt sich in einen großen, ruhig dahinfließenden Fluss. Hansen ist umspült von Wasser und leichten Wellen, beinahe bis zum Hals. Noch steht er auf festem Untergrund und stemmt sich gegen die Strömung, schaut dabei flussaufwärts. Das kostet sehr viel Kraft. Wie warm das Wasser ist! Er hat Angst, dass der Boden unter seinen Füßen nicht mehr hält und wegbricht. Und was ist, wenn der Pegel des Flusses plötzlich ansteigt oder das Wasser turbulenter wird? Er macht ein paar Schritte, zunächst gegen den Strom, und tatsächlich – der Boden hält, aber die Wellen schlagen ihm ins Gesicht. Soll er weiter stromaufwärts gehen? Wie lange würde er das durchhalten? Wohin will er überhaupt? Dorthin, wo alle Fragen beantwortet sind! Oder soll er doch besser stromabwärts gehen, ist dort das ersehnte Ziel? Oder einfach stehen bleiben und warten? Was er auch tut, es ist falsch. Das ist sein Eindruck. Er wehrt sich gegen die Naturgewalten. Das Wasser ist sein Feind. Wie schön die Welt doch ohne dieses Wasser wäre! Er geht ein Stück stromabwärts. Nur mit Mühe können sich dabei seine Füße auf dem Boden halten, so stark ist der Druck der Strömung in seinem Rücken. Ist denn alles nur Kampf? Bedeutet Leben wirklich nur Leiden? Vielleicht sollte er sich zur Seite bewegen, nach rechts, nach links. Aber das Wasser ist überall und es fließt eben nur in eine Richtung. Die Lage ist aussichtslos. Ist sie es? Er ist so müde, so erschöpft. Das Wasser zerstört ihn, meint er. Nichts hat mehr einen Sinn, schon gar nicht das Sich-Mühen und -Plagen. Dann will er eben sterben. Es gibt keinen anderen Ausweg. Sterben heißt loslassen. Den Boden un-

ter den Füßen verlieren. Ja, das ist das Beste. Er zögert nun nicht mehr. Zu oft hat er in seinem Leben gezögert. Er bedenkt nichts mehr. Zu lange hat er in seinem Leben die Dinge abgewogen. Und nie hatte er davon einen wirklichen Gewinn. Er will nun aufgeben. Ganz und gar und endgültig. Was liegt schon daran? Tot ist tot – und alles ist egal. Hansen ist bereit: Er hebt beide Beine an, glaubt in diesem Moment in den Wassermassen unterzugehen und zu ertrinken. Es wird schnell geschehen sein. Davon ist er überzeugt. Er wird keine großen Qualen erleiden. Er hat überhaupt keine Angst. Gleich ist es vorbei! Aber dann geschieht etwas Wundersames: Er versinkt *nicht* in den Fluten! Das Wasser *trägt* ihn! Er kann es kaum glauben. Wie ist das möglich? Als würde sein Körper schweben, so fließt er nun mit dem Wasser, im Takt des Wassers, und Hansen ist plötzlich tief überzeugt davon, dass dies die richtige Richtung für ihn ist. Alles geschieht wie von selbst. Er treibt entspannt in den Fluten und fühlt sich ganz eins mit den Wellen und den Strömungen. Undenkbar jetzt, gegen sie ankämpfen zu wollen. Er atmet mal über, mal unter Wasser. Beides ist möglich, beides ist richtig. Das Wasser ist nicht mehr sein Feind, das Wasser ist sein Blut. Es verleiht ihm Kraft und Sinn. Vergessen das Leid und die Not, die Aussichtslosigkeit, das Hadern und der Unfriede. Vergessen das Gestern und das Morgen. Vergessen alle Dämonen!
Hansen *ist* das Wasser und das Wasser *ist* Hansen.

Der Elch schnaubt einmal kräftig. Er scheint nun genug davon zu haben, dem vermummten Menschen tief in die Augen zu blicken. Er dreht seinen Kopf mit dem mächtigen Geweih zur Seite, wendet sich von Hansen ab und geht gemächlich in entgegengesetzter Richtung auf ein größeres Waldstück zu. Hansen lehnt noch immer wie erstarrt an seinem Baum. Ihm ist kalt. Er spürt, wie die

Kälte durch seine Kleidung dringt. Eigentlich muss er sich jetzt bewegen. Dringend. Aber er kann und will es nicht. Er steht noch ganz unter dem Eindruck dessen, was er gerade erlebt hat. Und so schaut Hansen dem Elch so lange hinterher, bis dieser ganz im Wald verschwunden ist.

Berlin. Seit Wochen schon ist Kay im Ausnahmezustand. Er führt ohnehin kein »normales« Leben. Jetzt allerdings ist beinahe alles aus den Fugen geraten. War es ihm zuvor noch hin und wieder gelungen, die Gedanken an Hansen und sein Tötungsvorhaben ein wenig zu verdrängen – jetzt hat er nichts anderes mehr im Kopf. Die Zeit rückt immer näher. Gut drei Wochen noch bis zum 21. Dezember. Die Frage der Mitverantwortung an Hansens geplantem Tod zermürbt ihn. Macht er sich schuldig, wenn er nichts unternimmt? Was könnte er überhaupt unternehmen? Muss er Philipp informieren? Bedeutet die Liebe zu seinem Freund, dessen Handeln um jeden Preis mitzutragen und einfach alles geschehen zu lassen? Oder verpflichtet ihn diese Liebe geradezu zum Handeln? Aber wie viel Egoismus läge in diesem Handeln? Würde Kay damit nur sein Gewissen beruhigen wollen? Und will Kay, dass Hansen am Leben bleibt, damit er (Kay) nicht auf die Freundschaft mit Hansen verzichten muss? Will Kay das Beste für Hansen? Natürlich, was für eine Frage! Was aber ist das Beste für Hansen? Das Leben? Oder der Tod? Das aber kann doch allein Hansen sagen und entscheiden, oder? *Ich respektiere dich in all deinem Tun*. Hätte Kay diesen Satz bloß nicht zu Hansen gesagt! Diese Worte zwingen Kay geradezu zum Stillhalten, oder? Er bereut den Satz mittlerweile sehr. Weil es spontane und unbedachte Worte waren. Kay hatte damals, als Hansen ihn in seine Pläne einweihte, keine Zeit, alles gründlich zu überdenken. Er war quasi überrumpelt worden. Kay hat den letzten Besuch bei Hansen oft rekonstruiert. Mit diesem Besuch allerdings hat Kay auch Hansen überrumpelt, ungewollt. Hansen hatte ja überhaupt nicht vor, Kay irgendetwas zu erzählen. Es hat sich während des Gesprächs dann ergeben. Ebenso wie Kays Versprechen: *Ich respektiere dich in all deinem Tun.* Hätte Kay diesen Satz nicht gesagt, so wäre er jetzt freier in seinem Handeln. Aber zwingt ihn der Satz wirklich zu vollkommener Tatenlosigkeit? Umfasst der Satz auch das Versprechen, Philipp nicht zu informieren? Eigentlich nicht. Oder vielleicht doch, indirekt. Fakt aber ist, Kay hat Hansen nicht ausdrücklich versprochen, Philipp nicht zu informieren. Und Kay findet auch keine Antwort auf die grundsätzliche Frage: Wann darf oder muss man sogar ein Versprechen brechen? Und was ihm überhaupt nicht aus dem Kopf geht, ist seine tiefe Überzeugung, dass er in Hansen so viel Leben sieht und spürt: *Ich glaube nicht an den Tod in dir ...* Wäre Kay der gegenteiligen Meinung, würde es ihm leichter fallen, Hansen gehen zu lassen.

Aber da ist ja immer noch Philipp. Es stellt sich also nicht nur die Frage, wie Kay sich Hansen gegenüber verhalten soll, sondern auch, wie er Philipp gegenüber handeln soll. Wobei Philipp für ihn ja eigentlich ein Fremder ist. Muss er sich also überhaupt Gedanken über Philipp machen? Oder ist der Sohn eines guten Freundes per se jemand Besonderes, dem man sich in gewisser Weise ebenfalls loyal verbunden fühlen sollte?

Kay hat niemandem von seinem großen Problem erzählt. Er wollte nicht noch eine weitere Person mit in die Sache hineinziehen. Auch wenn er keinen Namen genannt hätte, so wäre er sich Hansen gegenüber doch wie ein Verräter vorgekommen oder zumindest wie ein Waschlappen. Nein, so etwas muss ein Mann mit sich allein ausmachen und klären. Davon ist Kay fest überzeugt. Schon seit Wochen malt er nicht mehr. Und obwohl er einen großen Freundes- und Bekanntenkreis hat, lebt

er momentan recht zurückgezogen. Anfänglich hat er sich oft betrunken, was die Sache aber noch schlimmer gemacht hat.
Und immer wieder die bohrenden Fragen: Was macht Hansen jetzt? Wie geht es ihm? Wie empfindet er das beständig näher rückende Datum? Ist er nach wie vor fest entschlossen, am 21. Dezember im Schnee zu sterben?

Heute nun geschieht etwas völlig Unerwartetes. Am frühen Morgen, Kay liegt noch im Tiefschlaf, klingelt sein Telefon: anonym. Unbekannter Teilnehmer. Normalerweise nimmt er ein Gespräch nicht an, wenn er nicht weiß, wer ihn anruft. Heute allerdings schon. Er ist noch derart schlaftrunken, dass es eine ganze Weile dauert, bis er realisiert, mit wem er es zu tun hat. Kurzfristig glaubt er sogar, das Telefongespräch zu träumen, dann aber schießt ihm das Adrenalin ins Blut. Am anderen Ende der Leitung ist Philipp! Kay wird hellwach. Philipp entschuldigt sich für die frühe Störung. Er sagt zunächst ein paar belanglose Sachen, erkundigt sich nach Kays Befinden, kommt dann aber schnell zur Sache:
»Ich habe ein ungutes Gefühl, Kay. Mein Vater meldet sich fast gar nicht aus Schweden. Und wenn er schreibt, klingt es seltsam und beinahe fremd. Ich mache mir zunehmend Sorgen. Vielleicht ist es unbegründet, aber irgendwie habe ich das Gefühl, dass mit ihm etwas nicht stimmt. Weißt du, was mit ihm los ist? Weißt du, wie es ihm geht?«
Kay erstarrt. Und jetzt? Was soll er sagen? Soll er etwas sagen? Er zögert einen Moment, zu lange aber darf er nicht schweigen. Und schließlich antwortet er: »Ich habe gar nichts von Hansen gehört. Ich kann dir nicht sagen, wie es ihm geht.«
»Wann hast du ihn denn zum letzten Mal gesehen und gesprochen?«
»Einen Tag vor seiner Abreise nach Schweden.«

»Wie war er da? Ist dir an ihm etwas aufgefallen?«
»Eigentlich nicht. Außer, dass er sich nicht mit mir betrinken wollte … aber das war schon okay. Er musste ja am nächsten Morgen fit für die lange Autofahrt sein.«
»Ich weiß gar nicht, was ich machen soll. Ich möchte ihn auch nicht anrufen, er hat das nie gemocht, wenn er auf Reisen war. Und diesmal scheint er noch mehr als sonst seine Ruhe haben zu wollen.«
Das Gespräch dauert nicht lange, und Kay sagt nicht mehr viel. Er wiederholt noch einmal, dass er nicht helfen könne, und fügt auch nichts Beruhigendes für Philipp hinzu. So verabschieden sich die beiden recht sachlich, und Philipp entschuldigt sich ein weiteres Mal für die frühe Störung. Das war es. Auf Wiederhören!

Drei Stunden sind seitdem vergangen. Kay trinkt eine Tasse Kaffee nach der anderen, raucht wie ein Wahnsinniger und geht in seinem Atelier auf und ab. So kann er die Sache nicht stehen lassen! Oder doch? Geht die Loyalität zu seinem Freund Hansen so weit? Ist Kay sogar zum Lügen verpflichtet?
Ich respektiere dich in all deinem Tun.
Muss Hansen nicht auch Kay in dessen Tun respektieren? Was ist stärker, was wiegt mehr: die Freundschaftsloyalität oder die eigene moralische Überzeugung? Und Kay denkt:

Du musst jetzt so handeln, dass du auch in zwanzig, dreißig oder vierzig Jahren noch sagen kannst: Genau so würde ich es wieder machen!

Noch eine knappe halbe Stunde verstreicht. Kay denkt alles zum wiederholten Male durch. Und dann plötzlich, quasi von einer Sekunde auf die andere, steht sein Entschluss fest. Definitiv! Kein Hin und Her mehr, kein Zögern, kein Grübeln! Genau so! Alle anderen Alternativen kommen für ihn nicht mehr in Frage.

Irgendwo muss sie sein, irgendwo hat er sie notiert. Er ist sich ganz sicher. Vor Jahren hat Hansen sie ihm gegeben. Er sucht und sucht. Zwischen Büchern und Briefen, auf seinem Schreibtisch, auf alten Skizzen und in all seinen Notizblöcken. Und tatsächlich, da ist sie! Endlich! Notiert am Rand und nur mit Mühe zu entziffern. Hoffentlich stimmt sie noch.
Kay greift zu seinem Telefon, sein Herzschlag beschleunigt sich, und er wählt die Nummer. Sie ist noch aktiv.
Vier Klingelzeichen.
Philipp nimmt ab.

8

Mir ist ein weißer Elch begegnet. Im Schnee. Es ist jetzt tiefer Winter. Es wird immer kälter. Was wird aus mir? Meine alte Identität ist zerbrochen. Es gibt sie nicht mehr. Das weiß ich jetzt. Ich schaue und wundere mich. Ich sehe nicht etwas anderes, ich sehe anders. Habe ich all die Jahre und Jahrzehnte in einer Täuschung gelebt? Ich wollte immer verstehen, erklären, einordnen und beschreiben. Die wirkliche Welt aber scheint jenseits der Worte zu liegen, jenseits der Vernunft. Ich fühle mich nackt. Heute ist der Anfang der Welt. Heute ist das Ende der Welt. Wer schreibt hier eigentlich?
Der, dem ein weißer Elch begegnet ist.
Der, der nach den Mysterien des Lebens und des Todes fragt.
Der, den keine Dämonen mehr verfluchen und verführen können.

Philipp ist geschockt. Er schweigt.
»Bist du noch da?«, fragt Kay.
»Ja.«
Kay erzählt ausführlich von seinem letzten Besuch bei Hansen.
»Warum um alles in der Welt hast du mir nichts gesagt?«
»Ich sage es dir jetzt. Noch ist ja nicht der 21. Dezember.«
»Aber in zwei Wochen! Und woher wissen wir, ob er überhaupt noch lebt? Die letzte Mail von ihm liegt schon länger zurück. Vielleicht hat er es sich anders überlegt und ist schon tot.«
»Nein, das glaube ich nicht. Ich kenne deinen Vater. Wenn er sich die Sache so vorgenommen hat, dann wird er sie auch ...«
»Du kennst meinen Vater?! Du hast überhaupt nichts von dem bemerkt, was in den letzten Monaten vor seiner Ab-

reise offenbar in ihm vorgegangen ist. Du hast mit ihm gesoffen, aber du hast nicht in sein Herz geschaut.«
Kay fühlt sich getroffen. Er schweigt. Philipp hat ja Recht.
»Ich war immer davon ausgegangen, dass du meinem Vater in freundschaftlicher Liebe verbunden bist.«
Kays Hand, die das Telefon hält, zittert. Beide Männer schweigen. Und dann erklärt Kay, was in den letzten Monaten alles in ihm vorgegangen ist, in welchem Dilemma er sich gefangen gefühlt hat.
»Ja ...«, sagt Philipp, »dann ist es gut, dass wir jetzt miteinander sprechen! Ich muss und werde so schnell wie möglich etwas unternehmen.«
»Was hast du vor?«
»Darüber muss ich jetzt nachdenken.«
Die Männer verabschieden sich.

Schon nach kurzer Zeit ist Philipp klar, was zu tun ist. Eine andere Möglichkeit gibt es nicht. Er wird nach Lappland fahren! Er wird seinen Vater besuchen! Und zwar ohne Ankündigung und ohne Voranmeldung. Es soll eine Überraschung werden. Zudem ist es eine Vorsichtsmaßnahme. Nicht dass sich Hansen im Affekt etwas antut, wenn er von dem geplanten Besuch erfährt! Wo genau Hansens Hütte steht, weiß Philipp zwar nicht, aber er kennt den Namen des Dorfes, in dem Ingvar wohnt. Davon hat sein Vater oft erzählt. Und Philipp weiß, dass Hansen seine Hütte in diesem Dorf angemietet hat. Also wird er sich dort durchfragen können. Nun muss er mit seinem Chef reden, damit er so schnell wie möglich Urlaub bekommt. Und er muss die Reise organisieren. Mit dem Auto wird er in dieser Jahreszeit nicht in den hohen Norden fahren können. Das würde zu lange dauern. Also wird er fliegen und sich vor Ort einen Wagen leihen. Philipp ist in großer Angst und Sorge. Und er ist fassungslos! Dass sein Vater ihm so etwas antun will. Dass sein Vater nicht mit ihm gesprochen hat. Dass sein Vater in einer so großen Lebenskrise zu stecken scheint. Und Philipp macht sich Vorwürfe. Auch er hätte irgendetwas bemerken müssen! Natürlich! Gerade er! Viel eher noch als Kay. Hat Philipp seinen Vater nicht genau genug beobachtet? Ist er über verborgene Anzeichen hinweggegangen? Hat er sich schlichtweg zu wenige Gedanken über seinen Vater gemacht?

Ihm fällt der Mailwechsel ein, den er vor ungefähr einem halben Jahr mit seinem Vater geführt hat. Es ging um den Artikel *Die Eltern gehen weg* aus dem SZ-Magazin. Philipp sucht Hansens Mail. Sein Vater schrieb: »… Gehört es nicht zur Autonomie eines jeden Menschen, dass er das für ihn nicht mehr Ertragbare selbst festlegen und genau definieren darf?« Philipp liest die ganze Mail jetzt mit völlig anderen Augen. Sie ist geradezu ein Plädoyer für die Selbsttötung. Zwar bezieht Hansen sich auf den im Artikel vorgestellten Fall, letztendlich aber spricht er über sich. Und Philipp hat es nicht verstanden, nicht so gedeutet.

Am Abend dieses Tages hat Philipp bereits alles geklärt. Er wird schon morgen nach Schweden fliegen. Er will seinen Vater vom Leben überzeugen. Er will alles tun, alles, was in seiner Macht steht, um Hansen von der Selbsttötung abzuhalten. Und dann will er gemeinsam mit seinem Vater dessen sechzigsten Geburtstag am 21. Dezember in Lappland feiern. Dieser Tag soll ein Lebenstag werden, kein Todestag. Den Gedanken, dass Hansen seine Selbsttötung vielleicht vorgezogen hat und bereits tot ist, lässt Philipp nicht zu. Eigentlich hat Kay Recht. Hansen rückt nur äußerst selten von fest geplanten Vorhaben ab.

Philipp teilt Kay per SMS mit, was er vorhat.

Nordschweden/Lappland. Hansen lebt seit Tagen in tiefer Ruhe. Er geht in die Natur, er liest oder er sitzt an seinem Fenster und blickt hinaus in die Winterwelt. Er fühlt sich wie gerade erwacht aus einem langen, tiefen Schlaf. Eine vergleichbare Ruhe hat er noch nie in seinem Leben verspürt. Und er ist ohne Ängste. Gestern war er das erste Mal seit langem wieder im Dorf und hat eingekauft. Es war dringend nötig. Und alles hat ausgezeichnet geklappt. Schon auf der Fahrt zum Dorfladen bemerkte er, dass er überhaupt nicht nervös war. Als er dort angekommen war, gelang ihm sofort jedes Wort, jeder Satz – und das mit klarer und fester Stimme. Keine Spur von Verlegenheit oder Wortfindungsschwierigkeiten. Er plauderte sogar ein wenig mit der Verkäuferin und es machte ihm Freude. Jetzt hat er wieder genügend Vorräte. Nach dem Einkauf fuhr er zu Ingvar, der aber nicht zu Hause war. Ein Nachbar erzählte, dass Ingvar für ein paar Tage zu seinem Bruder nach Göteborg geflogen sei. Anschließend tankte Hansen noch und machte sich dann auf den Weg zurück zu seiner Hütte.

Die vielen stillen Stunden dort erscheinen ihm wie eine Meditation. Oft verliert er dabei das Zeitgefühl. Es kann sein, dass er einen halben Tag am Fenster sitzt und auf die riesige Schneefläche auf seinem See blickt. Er sitzt und *schaut* nur, selbst wenn es bereits dunkel geworden ist, denn der viele Schnee überall lässt keine tiefe Finsternis zu. Ist es dann auch noch sternenklar und scheint sogar der Mond, so sind der beschneite See, die schneebedeckten Bäume und überhaupt alles um Hansens Hütte herum in ein magisches Halblicht getaucht.

Er empfindet eine ungekannte Freiheit. Es ist etwas geschehen, das er niemals für möglich gehalten hätte: Jenes, das er jahrzehntelang fest und gesetzt als sein Ich angesehen und begriffen hat, erkennt er nicht mehr als sein Ich. Ist es überhaupt noch vorhanden? Nein, in der alten Form nicht mehr. War es eine Illusion? Genau darüber denkt Hansen nach. Ist das Ich eines jeden Menschen eine Illusion? Können die Stille und die Einsamkeit diese Illusion zerfallen lassen und auflösen? Offenbar ja! Wie ist das möglich? Vielleicht, weil es tief in jedem Menschen, tief in jeder Seele eine Kraft gibt, die wirklicher und stärker ist als alles andere. Wer diese Kraft erkennt und den Weg zu ihr findet, der ist nicht mehr der, der er vorher war. Jede Eitelkeit, jede Gier, jeder Zorn, jeder Ehrgeiz, jede Angst, jede Freudlosigkeit, jede Ungeduld, jede Unaufrichtigkeit, alles, was den Menschen knechtet und klein macht, was ihn wegführt von seinem eigentlichen Selbst, wird zu nichts, wird lächerlich in Anbetracht dieser großen Kraft. Wer ist noch neidisch auf die Güter eines anderen, wenn er das Gold in seinem eigenen Herzen sieht? Wer ist noch träge und lebensabgewandt, wenn er fühlt und erfährt, dass er untrennbar verbunden ist mit dem großen Strom des Lebens, des Seins, und somit versteht, dass alles mit allem verbunden ist, dass nichts getrennt voneinander existiert und dass alles, was ist, heilig ist? Wie mühsam es für Hansen war, diese Kraft in sich zu erkennen. Und wie viele Dämonen, allesamt Erscheinungen seines Selbst, ihm den Weg zu dieser großen Kraft verstellt haben. Der Tod sei für ihn nun besser als das Leben, haben sie ihm gesagt. Sie haben ihn sogar intellektuell davon überzeugt, so dass er sich in seinem Handeln sicher fühlte. Zeit seines Lebens hat er für alles und jedes die Vernunft zu Rate gezogen. Die Vernunft aber ist nur gut für den Alltag, für das äußerliche Leben, nicht für das Herz, nicht für die großen Fragen des Menschen. Geht es um die Liebe, um den Tod, um den Sinn, um die Zeit, um das Glück und um die Schönheit, so kommt man mit Vernunft, Logik und Ratio nicht weit. Hansen denkt an Philipps Nahtoderlebnis, denkt an vieles, was sein Sohn damals gesagt hat. *Ich war noch nie tot … Ich war nie nichts! Auch vor meinem Leben nicht. Ich war schon immer da – aber das war nicht ich, wie du mich heute kennst.* Hansen schämt sich für seine Überheblichkeit damals, dafür, dass er seinen Sohn nicht ernst genommen hat. Wäre er näher auf ihn eingegangen, hätte er ihn befragt, hätte er ihm genauer zugehört, vielleicht wäre Hansens Lebensweg anders verlaufen. Vielleicht aber auch nicht. Denn Weisheit lässt sich mit Worten nicht vermitteln. Man kann sie nicht mitteilen. Man muss sie finden, darf sie aber nicht suchen, man lebt sie, kann sie aber nicht lehren. Heute glaubt Hansen, dass Philipp durch das Nahtoderlebnis weiser geworden ist.

Warum gibt es Dämonen? Hansen weiß es nicht. Vielleicht sind sie Prüfungen. Nur wer sich ihnen stellt, entgegenstellt, wer mit ihnen kämpft, wer sich von ihnen nicht in Versuchung führen lässt, hat eine Chance, den Weg zur Wahrheit zu finden. Wer es nicht tut, ist verloren, bleibt gefangen im Ich, in der Angst, in der Schuld, in den Illusionen.

Gibt es nur einen Weg zur Wahrheit? Sicher nicht. Es gibt so viele. Die Stille kann die Richtung weisen, das Murmeln eines Baches, der Flügelschlag eines Schmetterlings, der schimmernde Mond in einer schäbigen Pfütze. Warum hat Hansen während seines ganzen Lebens kaum etwas von der großen Kraft in sich gespürt? Vielleicht, weil er sich allzu sehr auf die Welt eingelassen hatte? Weil er zu stark verstrickt gewesen war in die Geschehnisse des äußeren Lebens? Weil er seine Klugheit zu wichtig und ernst genommen hatte? Denn mit Klugheit kann man Brücken und Hochhäuser bauen, man kann Professor werden oder ein erfolgreicher Filmemacher – Liebe und Mitgefühl aber brauchen keine Klugheit, und ist nicht ein gutes Herz viel wertvoller als ein brillanter Kopf? Woher kommt die große Kraft? Ist sie der Funken Gottes in jedem Menschen? Woher soll Hansen das wissen?! Zwar stellt er sich jetzt, da er seine alte Identität verloren hat, erneut die Frage nach Gott, allerdings erscheint sie ihm gar nicht so wichtig und ohnehin überstrapaziert. Gott ja oder nein? Gott gnädig oder zornig? Gott christlich oder muslimisch? Gott indisch oder afrikanisch? All das spielt für die Liebe keine Rolle. Und Hansens Gott soll die Liebe sein. Alles andere ist ihm egal. Entscheidend für ihn ist nur das, was er fühlt – und das, was er weiß. Er *fühlt* Demut und er *weiß* um das Unbegreifliche tief in seinem Inneren. Das genügt ihm. So einfach ist das Leben. Er sitzt an seinem Fenster, sieht draußen die verschneiten Kiefern und freut sich darüber, dass sein Herz schlägt und das Feuer im Kamin seiner Hütte brennt.

Hansen denkt über die Stille nach. Was ist die Stille? Etwas Wunderbares und zugleich Sonderbares. Eine Welt voller Geheimnisse und Überraschungen. Das Tor zum Licht. »Ich trat ein und wusst' nicht wo, und ich blieb auch ohne Wissen, alles Wissen übersteigend. Wo ich eintrat, wusst' ich nicht. Doch als ich mich dort gewahrte, ohne Kenntnis meiner Bleibe, hörte ich von großen Dingen. Was ich hörte, sag' ich nicht. Blieb ich doch ganz ohne Wissen, alles Wissen übersteigend. Jeder, der dorthin gelangt, wird ganz irre an sich selbst. Alles, was er vorher wusste, scheint ihm jetzt verschwindend klein. Und sein Wissen wächst so sehr, dass er ohne Wissen bleibt, alles Wissen übersteigend.«*

Zur Stille gehört das Schweigen.

Und Hansen hatte in seinem Leben oft Angst vor beidem. Denn wer in der Stille steht und schweigt, hat es zunächst sehr schwer. Gedanken und Assoziationen jagen wild und ungeordnet durch den Kopf, Geplapper auf allen Ebenen des Bewusstseins, Lärm im Gehirn, wie auf einem Jahrmarkt oder in einem Affenhaus. Erinnerungen aus nahen und fernen Zeiten schießen an die Oberfläche. Jede böse

*Johannes vom Kreuz, aus: Der Weg nach Hause

Tat, getan oder ertragen, schreit den Schweigenden an. Glück und Leid des ganzen Lebens treten laut und grell zu Tage. All das wird sonst vom Alltag weitgehend überlagert, verdrängt, verhüllt. Jetzt aber, da es außen still ist, bricht es mit Macht aus dem Inneren hervor und man muss es ertragen. Und man muss *sich selbst* ertragen. Denn wer lange in der Stille steht und schweigt, kann sich selbst nicht mehr verleugnen. Er *muss* sich anschauen, *muss* alles betrachten, jede Unzulänglichkeit, jede Schwäche, jede Schuld, jede Lüge, jede dunkle Seelenseite, jeden bösen Trieb. Stille und Schweigen fördern alles zu Tage. Es gibt kein Entrinnen, keinen Schutz und nichts kann beschönigt werden. Irgendwann aber wird es auch im Inneren still und klar. Dann hört und sieht man gar nichts mehr. Welch eine Gnade, welch eine Beglückung! Der Schweigende ist im Nichts. Hier gibt es keine Zeit mehr, kein Gestern, kein Morgen. Hier gibt es keine Gedanken mehr, keine Erinnerungen, keine Illusionen, keine Hoffnungen. Alles ist leer, rein, hat Sinn, ist Ursprung, ist Ende, ist Ewigkeit, ist Liebe.

Letzte Nacht war es besonders kalt. Noch jetzt, es ist bereits Mittag, zeigt das Thermometer minus 36 Grad. Das sind Naturgewalten! Hansen hat gerade von draußen Holz geholt und sitzt nun durchgefroren an seinem Tisch. Er ist nur ein paar Minuten im Freien gewesen, die Holzscheite liegen neben dem kleinen Saunahaus, und doch zittert er am ganzen Leib und hat das Gefühl, als wären seine Lippen zusammengefroren. Aber er liebt das ja alles. Es könnte noch kälter werden, es wäre nach seinem Geschmack. Nun kommt auch noch heftiger Wind auf. Zurzeit kein Schneefall. Im Kamin brennt das Feuer lichterloh, so dass es in der Hütte immer wohliger und wärmer wird. Dreizehn Uhr ist es jetzt. Bald schon wird die Sonne wieder untergehen, tiefe Nacht dann am Nachmittag. Der

Wind nimmt zu, er pfeift um Hansens altes Holzhaus. Und erste Schneeflocken wirbeln durch die Luft. Eigentlich ist Hansen noch in einem schockähnlichen Zustand. Gibt es überhaupt Schocks mit positiver Wirkung? Ja, zweifellos, es gibt sie! Hansen nimmt sich und die neue Situation als Ganzes noch gar nicht wirklich wahr. Er denkt noch nicht umfassend darüber nach. Soll er sich doch Zeit lassen! In erster Linie ist er damit beschäftigt, das Leben zu sehen und zu spüren. Draußen inzwischen Zwielicht und Schneetreiben. Mystische Welt. Bäume und See sind kaum mehr zu sehen. Hansen sitzt am Fenster, seinem Lieblingsplatz. Eigentlich hat er eine Vernichtung erfahren, eine Vernichtung seiner selbst. Sollte er da nicht verstört und über alle Maßen verzweifelt sein? Das Gegenteil ist der Fall! Er fühlt sich befreit, gehäutet, geläutert. Die Frage *Wer bin ich eigentlich?* hat ihn noch vor Wochen düster gestimmt, weil er keine Antwort mehr darauf wusste, außer *Ich bin nicht mehr ich*. Heute stellt er sich die Frage gar nicht. Wozu auch? Würde er es doch tun, so wäre die Antwort wohl ebenfalls *Ich bin nicht mehr ich*, allerdings mit dem Zusatz *Ich bin jetzt endlich ich*. Hansen denkt an ein paar Zeilen, die Philipp ihm geschrieben hat: »Jeden Morgen nach dem Aufwachen, eigentlich immer, wenn ich zuvor geschlafen habe, überkommt mich beim ersten bewussten Atemzug ein nicht gekanntes Glücksgefühl. Ich bin dann erfüllt von großer Glückseligkeit und so dankbar, dass ich atmen kann und dass ich leben darf.« So viele Jahre hat Hansen seinen Sohn nur aus einem Blickwinkel gesehen – und dabei so viel übersehen. Er hat ihn nicht in seinem ganzen Wesen ernst genommen und erfasst. Wie leid ihm das jetzt tut! Hansen versetzt sich in Philipps Lage. Wie mag Philipp die Ignoranz, ja die Überheblichkeit seines Vaters empfunden haben? War er gekränkt, war er traurig, war er zornig? Nie hat Philipp sich auch nur das Geringste anmerken lassen, alles scheint er seinem

Vater vergeben zu haben. Philipp ist das größte Glück in Hansens Leben. Wäre Philipp damals nach seinem Unfall gestorben, Hansen wäre ihm umgehend gefolgt. Das ist ganz sicher.

Hansen denkt über den Tod nach. Was ist der Tod? Früher war seine Antwort klar und unmissverständlich: *Der Tod ist das Ende!* Von allem, für immer. Zufällig ist der Mensch in seine Existenz geworfen, endgültig wird sie durch den Tod beendet. Es gibt keine Seele, kein Jenseits, keine Mysterien. Alles ist auf naturwissenschaftlich erklärbare Vorgänge zurückzuführen. In gar nicht ferner Zukunft wird der Mensch mittels künstlicher Intelligenz Software entwickeln können, die ein Ich-Bewusstsein hat, die wie wir fühlt und denkt, die kreativ und unberechenbar ist. Vielleicht wird diese Software Kunstwerke hervorbringen, die alles menschlich Erschaffene in den Schatten stellen, die Bach und Shakespeare verblassen lassen, die Picasso und Michelangelo zu mittelmäßigen Künstlern degradieren. Der Mensch wäre dann entzaubert und seine vermeintliche Einzigartigkeit definitiv Geschichte. Und vielleicht hätte diese Super-Software ebenso Angst vor dem Tod wie der Mensch. Mit dem Unterschied allerdings, dass sie ihren Tod bis ins Detail verstehen würde. Sie wüsste genau, zieht man ihr den Energie-Stecker, verliert sie ihre Existenz. Sie würde sich nichts vormachen. Es gibt kein Jenseits für Software-Persönlichkeiten. Genau so sah sich Hansen bis vor kurzem selbst, als menschliche Software. Und heute, nach allem, was geschehen ist? Er lächelt darüber. Vielleicht gibt es den Tod gar nicht!? Denkt er. So, wie es das Leben in der herkömmlichen Definition auch nicht gibt. Nichts lebt, nichts stirbt, nichts wird geboren. Alles ist immer, alles ist ewige Verwandlung. Den Tod erlebt nur der, der an ihn glaubt, der festhält an Anschauungen und Formen. Nichts aber hat Bestand – und doch ist nichts verloren. Nichts wird zu nichts. Ein jegliches findet eine andere Form und ist zugleich und immer Teil des Einen. Das alles ängstigt das Ich. Das Ich will Dauer. Je weniger aber das Ich ernst genommen wird, desto geringer ist die Angst vor dem Tod. Wird das Ich vom Tod zerstört? Ja, davon ist Hansen überzeugt. Drum ist es gut, dem Ich schon vor dem Tod die Wichtigkeit zu nehmen, es in seine Schranken zu weisen, es zu überwinden. Dies nun ist Hansen gelungen. Oder es ist ihm widerfahren. Und so stellen sich ihm die üblichen Fragen gar nicht mehr: Gibt es ein Leben nach dem Tod? Werden wir wiedergeboren? Wird der Mensch gerichtet? Existiert die Hölle? Treffen wir im Jenseits unsere Lieben wieder? Und so weiter. Diese Fragen fordern klare und für den Menschen verständliche Antworten. Derlei Antworten aber gibt es nicht. Das Sein ist zu komplex für Fragen dieser Art. Also lässt Hansen sie an sich vorbeiziehen. Überhaupt interessieren ihn abstrakte Fragen kaum mehr. Sein Weg soll das Schweigen, das Fühlen und das Handeln sein.

Noch 13 Tage bis zum 21. Dezember.

Was wird an diesem Tag, in dieser Nacht um 4.30 Uhr geschehen?

Wenn die Kältefront aus Russland stabil bleibt, und eigentlich ist davon auszugehen, dann wird die Temperatur in dieser Nacht weit unter 30 Grad minus fallen. So, wie Hansen es sich gewünscht hat. Noch immer steht der aus Berlin mitgebrachte Whisky, sein Todestrunk, unangebrochen auf dem Kühlschrank. Und bei seinen vielen Wanderungen ist ihm schon so manch eine Stelle aufgefallen, die seine letzte Ruhestätte sein könnte, für ein paar Stunden, bis ihn die Tiere zerreißen. Dort könnte er sich gut nackt in den Schnee betten. Dort ließe es sich bestens sterben. Hansen spielt das mögliche Geschehen in Gedanken durch:

Am Abend des 20. Dezember geht er nicht mehr schlafen. Wozu auch? Damit er fit und ausgeruht dem

Tod entgegentritt? Das wäre doch Blödsinn. Nein, die ganze Nacht bleibt er wach. Nur – was tut er während dieser Stunden? Vermutlich gar nichts mehr. Er denkt an sein Leben und starrt in die Dunkelheit. Dann kommt die Stunde des Aufbruchs. Er löscht das Feuer in seinem Kamin, nimmt den Whisky und verlässt die Hütte. Dies ist sein letzter Gang. Gegen vier Uhr kommt er an genau die Stelle, die er letztendlich für seinen Tod auserkoren hat. Eine schöne Stelle. Mit weitem Blick auf die Berge. Der Himmel ist klar. Milliarden Sterne werden Zeugen seiner Selbsttötung. Nun will er nicht mehr zögern. Alles ist längst entschieden und bedacht. Er setzt sich auf einen Baumstamm, öffnet die Whiskyflasche und nimmt den ersten Schluck. Ein guter Whisky! Er trinkt Schluck um Schluck. So schnell hat er in seinem Leben noch nie Whisky getrunken. Schon spürt er den Alkohol in seinem Kopf. Er macht eine kleine Pause und schnürt dabei seine Schuhe auf. Dann trinkt er weiter und schaut in die Landschaft. Der Whisky schmeckt wirklich hervorragend. Die halbe Flasche ist bereits geleert. Er beginnt sich langsam auszuziehen, macht nach jedem Kleidungsstück eine kleine Pause. Der Alkohol lässt ihn die Kälte vergessen. Er nimmt einen weiteren kräftigen Schluck! Und noch einen! Er taumelt zur Seite, fällt beinahe hin. Nun hat er nur noch sein Unterhemd, die Unterhose und die Strümpfe an. Er trinkt weiter, bis die Flasche leer ist. Im hohen Bogen wirft er sie von sich. Jetzt entledigt er sich der restlichen Kleidung, sinkt zu Boden und legt sich auf den Rücken. Wie gut es tut zu liegen. Er breitet seine Beine und Arme weit aus und fällt in eine tiefe Ohnmacht …

So könnte es ablaufen, hätte es ablaufen können. Vielleicht aber auch ganz anders. Hansen kann sich nicht mehr in sich selbst hineinversetzen, in den Hansen, der er noch vor Wochen und Monaten war. Er weiß nicht, wie diese Person die letzten Stunden ihres Lebens empfunden hätte. Denn diese Person gibt es nicht mehr, sie ist Hansen fremd und fern. Und so ist tief in ihm, im Urgrund seiner Seele, seines Geistes die Entscheidung längst gefallen. Sie ist nicht erwachsen aus einem Für und Wider, aus einer bewussten Auseinandersetzung, sondern sie ist Selbstverständlichkeit und Ausdruck dessen, was Hansen fühlt und weiß. Er hat die Enthüllung einer neuen Welt erlebt. Bäume sind ihm Bäume und doch nicht mehr Bäume. Berge sind ihm Berge und doch nicht mehr Berge. Und Menschen sind ihm Menschen und doch nicht mehr Menschen. Leben und Tod sind Manifestationen desselben Prinzips, sind zwei Seiten desselben Seins. Hell ist Hansens Geist. Und wie ein Kind steht er in der neuen Welt. Noch suchend und staunend, voller Neugierde und Dankbarkeit. Dankbar dafür, dass sein ganzes Wesen erfüllt zu sein scheint von Liebe und Zuwendung, und dankbar dafür, dass er sehen, hören, riechen, schmecken und atmen kann. Dabei verspürt er nur einen Wunsch: Er möchte dem Leben dienen und dem Sein (so wie er es jetzt sieht und erlebt) gerecht werden.

Noch 13 Tage bis zum 21. Dezember.

Hansen geht zu seinem Kühlschrank, nimmt die Whiskyflasche, tritt damit vor seine Hütte und schüttet den gesamten Inhalt in den Schnee. Der 21. Dezember wird *nicht* sein Todestag sein, sondern ein Lebenstag, ein Feiertag, ein Tag des Lichts, die Sonnenwende seines Lebens.

22.30 Uhr. Schneesturm. Hansen ist noch wach. Die Flocken werden von den Böen an die Scheiben seiner Hütte geschleudert. Reicht sein Holzvorrat bis morgen oder muss er noch einmal nach draußen? Er schaut nach. Ja, es liegt noch genügend Holz in der Ecke. Der Sturm scheint stärker zu werden. Wie kalt ist es? Minus 35 Grad. Hansen ist noch nie während eines Schneesturms draußen in der Natur gewesen. Die Vorstellung reizt ihn. Und so überlegt er, ob er sich jetzt noch aufmachen soll. Das wäre extrem. Und gefährlich. Würde er sich verirren, wäre er wohl verloren. Und wahrscheinlich würde er sehr schnell die Orientierung verlieren. So dunkel ist es, so dicht ist der Schneefall. Eine derartige Wanderung müsste Hansen vorbereiten, er kann jetzt nicht einfach aufs Geratewohl losgehen. Also entscheidet er sich dagegen. Wohlig ist ihm in der Hütte zumute. Er lauscht, wie der Schneesturm wütet, dazu knistert das brennende Holz in seinem Kamin und die Schneeflocken scheinen immer heftiger an die kleinen Scheiben der Hütte zu schlagen. Hansen beginnt Ransmayrs *Cox oder Der Lauf der Zeit* zu lesen, aber er kommt nicht hinein in den Text und überlegt nun doch, bald schlafen zu gehen. Spät genug ist es. Zudem fühlt er sich müde. Plötzlich aber hört er etwas Ungewöhnliches. Es kommt von draußen und will nicht so recht zum Sturm und dem Schneetreiben passen. Er kann das Geräusch überhaupt nicht zuordnen. Und so geht er zur Tür und öffnet sie einen Spalt. Kräftig drückt der Wind dagegen und tausende von kleinen Flocken wirbeln in Hansens Hütte. Da! Da ist es wieder! Das Geräusch klingt wie ein Jaulen oder ein Heulen. Es könnte aber auch etwas ganz anderes sein. Hansen steht an seiner Tür, horcht und friert. Das Geräusch setzt immer wieder für ein paar Sekunden aus, dann aber scheint es noch lauter und intensiver zu sein als vorher, allerdings kommt es nicht näher – oder doch? *Vielleicht ist es ein verletztes oder verirrtes Tier,* denkt Hansen. Die einströmende, eiskalte Luft lässt ihn erzittern. Jetzt hört er nichts mehr. Das Geräusch ist verstummt. Kurz bleibt er noch an der Tür stehen und hält ein Ohr nach draußen in den Schneesturm, aber es ist nichts Auffälliges mehr zu hören. Und so schließt er die Tür wieder und geht zurück zu seinem Kamin. Ein zweiter Versuch mit Ransmayr! Vielleicht klappt es ja jetzt. Etwa zehn Minuten vergehen. Da fährt ein großer Schreck in Hansen.

Etwas pocht an seine Hüttentür. Noch einmal und noch einmal! »Hallo!«, ruft dann eine Stimme. »Hallo!« Wer um diese Zeit und bei diesem Wetter zu Hansens Hütte kommt, muss in Not sein, in großer Not. Zumal die Person offensichtlich zu Fuß unterwegs ist, denn ein Auto hat Hansen definitiv nicht gehört. Vielleicht ist der Mann oder die Frau auf der Hauptstraße verunglückt und hat das Auto dort zurücklassen müssen. Das wäre ein weiter Weg bis zur Hütte. Hansen steht schnell auf und geht zur Tür. Es klopft erneut. Diesmal allerdings ist kein »Hallo« zu hören. Hansen öffnet die Tür und traut seinen Augen nicht. Vor ihm steht Philipp.

9

Philipps Auto ist auf dem Zufahrtsweg zu Hansens Hütte im Schnee stecken geblieben. Daher das Jaulen. Immer tiefer hatten sich die Reifen in den Schnee hineingewühlt. Dann ging gar nichts mehr und Philipp hat den Wagen einfach stehen lassen und ist zu Fuß zur Hütte gekommen. Hansen ist außer sich vor Freude und Überraschung. Wie oft er in den letzten Tagen an seinen Sohn gedacht hat! Und jetzt sitzt er ihm gegenüber am Tisch seiner kleinen Hütte. Philipp ist erschöpft. Eine lange Reise liegt hinter ihm, die Autofahrt vom Flughafen hierher war wegen der extremen Wetterbedingungen aufreibend und im Dorf wollte ihm zunächst keiner Auskunft über Hansen geben. Bis ihn irgendjemand zu Ingvar schickte. Dieser war gerade aus Göteborg zurück und hat Philipp sofort erklärt, wo genau die Hütte seines Vaters steht. Und nun ist Philipp überglücklich ihn gefunden zu haben und erzählt von seiner Reise und dass er spontan entschieden hat, hierherzukommen, um Hansen zu überraschen und mit ihm zusammen dessen Geburtstag zu feiern. Hansen strahlt und kocht Tee. »Du hast doch bestimmt auch Hunger, oder?«, fragt er. Philipp bejaht, und so sitzen die beiden Männer bis tief in die Nacht zusammen. Essen, trinken und reden. Philipp ist völlig überrascht, seinen Vater so aufgeräumt und entspannt anzutreffen. Er hat einen ganz anderen Hansen erwartet. Einen Mann, der ernst und schweigsam ist und der sich wenig erfreut darüber zeigt, dass er in seiner Zurückgezogenheit gestört wird. Philipp ist irritiert. Spielt Hansen ihm etwas vor? Wenn ja, dann macht er es perfekt. So kennt Philipp seinen Vater gar nicht. Oder ist Hansen mit seinem Vorhaben derart im Reinen, dass er sich so unbeschwert, ja fröhlich geben kann? Nein, unvorstellbar für Philipp! Er rätselt und kann ja nicht ahnen, was mit Hansen geschehen ist und dass dieser seinen Selbsttötungsplan längst über Bord geworfen hat. Hansen wiederum weiß nicht, dass Philipp über seine Suizidabsichten informiert ist. Und so sieht er keinen Grund, darüber zu sprechen. Zumindest jetzt noch nicht. Jetzt freut er sich erst einmal, dass sein Sohn gekommen ist. Und empfindet es als einen Wink des Schicksals, dass er mit dem Menschen, der ihm am wichtigsten auf der Welt ist, seinen Geburtstag feiern kann, seinen großen Lebenstag. Ja, vielleicht wird er Philipp genau an diesem Tag alles erzählen. Das wäre ein guter und passender Zeitpunkt. Bis dahin will er die Tage mit seinem Sohn genießen und nutzen. So viel möchte er Philipp von Lappland und der großartigen Natur hier zeigen!

Am nächsten Morgen glaubt Hansen kurz, er habe alles nur geträumt. Als er dann aber zum zweiten und bisher unbenutzten Bett der Hütte schaut, durchfährt ihn ein großes Glücksgefühl. Tatsächlich! Kein Traum! Da liegt Philipp. Sein hagerer, großgewachsener Sohn mit Vollbart. Er schläft noch. Hansen steht auf, macht ein paar Geräusche, und nach wenigen Minuten wird auch Philipp wach. Das Wetter hat sich inzwischen beruhigt. Es scheint vollkommen windstill zu sein, kein Niederschlag mehr. Aber der Himmel ist stark bewölkt. Dämmerlicht. Die kurze Tageslichtzeit heute wird trüb sein. Aber das ist egal. Auf jeden Fall wollen die Männer nach draußen in die Natur. Philipp kann es kaum erwarten. Er war ja noch nie in Nordskandinavien. Zunächst aber müssen sie sich um Philipps Auto kümmern. Es hat gestern und während der letzten Nacht so viel geschneit, dass der Zufahrtsweg zur Hütte kaum mehr erkennbar ist. Aber für Hansen ist das kein Problem. Und so stehen sie schon nach kurzer Zeit vor dem eingeschneiten Wagen. Sie schaufeln ihn frei, und mit viel Geschick und auch Glück gelingt es ihnen, das Auto bis zur Hütte zu fahren. Danach wandern sie los. Zunächst über den See, dann durch die Wälder auf die baumlosen Anhöhen. Philipp ist von der Aussicht begeistert, obwohl sich heute alles grau in grau zeigt und sie nicht bis zu den Bergen sehen können, da die Wolken tief und bedrohlich über der menschenleeren Landschaft hängen. Hansen und Philipp unterhalten sich unentwegt. Hansen erzählt von Lappland. Wie es hier im Sommer war und im Herbst und wie er den Wintereinbruch erlebt hat. Er berichtet von seinen Ausflügen in die Nationalparks und von den längeren Wanderungen in der Umgebung seiner Hütte. Allerdings erwähnt er mit keiner Silbe, was alles während dieser Zeit in seinem Inneren vorgegangen ist. Philipp wiederum erzählt von München, von seiner Arbeit, von Freunden und von einigen Kurzreisen nach Norditalien. Aber er ist nicht entspannt, er ist nach wie vor irritiert und misstrauisch. Er beobachtet Hansen ganz genau. Würde Hansen lügen und schauspielern, so müsste es Philipp an irgendeiner Kleinigkeit bemerken. Eine unpassende Mimik, ein falsches Wort, ein verräterischer Blick, irgendetwas. Aber nichts Unstimmiges fällt Philipp auf. Soll er seinen Vater auf alles ansprechen? Soll er ihm erzählen, dass er mit Kay telefoniert hat? Soll er Hansen mit dem Thema Selbsttötung konfrontieren? Er entscheidet sich dagegen. Es hat ja noch Zeit. Und überhaupt wäre es ihm lieber, Hansen würde von sich aus über sein Vorhaben erzählen. Und so will Philipp seinen Vater zunächst weiter beobachten, und vielleicht kann er sich indirekt und über andere Themen ein genaueres Bild von Hansens Seelenzustand machen. Und tatsächlich denkt auch Philipp darüber nach, spätestens am 21. Dezember, nachdem er mit seinem Vater angestoßen hat, über dessen Plan zu sprechen.

Ein paar Tage sind vergangen. Glückliche Tage für Hansen. Und auch Philipp empfindet die Zeit mit seinem Vater als großes Geschenk. Und er ist begeistert von Nordschweden, von Lappland! »So schön und berührend habe ich es mir nicht vorgestellt«, sagt er zu Hansen. Heute Nachmittag wollen die Männer mit dem Auto Richtung Kebnekaise fahren und dort irgendwo bis in die Nacht hinein wandern. Das Wetter ist fabelhaft. Minus 24 Grad, wolkenlos, kein Wind, und so viel Schnee überall, dass die kleineren Bäume überhaupt nicht mehr zu erkennen sind und die größeren aussehen, als wären sie von riesigen Wattebäuschen ummantelt. Nicht einen Zweig kann man mehr erahnen. Noch ist es hell draußen. Strahlender Sonnenschein, milliardenfach reflektiert vom tief gefrorenen Schnee, makellos blauer Himmel. Hansen und Philipp essen zu Mittag. Hansen hat Rentierfleisch gebraten, dazu gibt es Nudeln und Bohnen. Die beiden unterhalten sich über Bücher. Dann aber erzählt Hansen von Ingvar und Astrid. Und von der Beerdigung. »Hat sich deine Meinung über den Tod eigentlich verändert?«, fragt Philipp.

»Ja!«, antwortet Hansen, ohne lange zu zögern.

»Inwiefern?«

»Er ist weitaus geheimnisvoller, als ich es früher gedacht habe. Aber ebenso geheimnisvoll ist das Leben. Auch über das Leben denke ich anders als früher.«

»Und wie denkst du jetzt über das Leben?«

»Dass das Wesentliche keineswegs das Verstehen ist, sondern das Fühlen.«

Philipp ist sichtlich überrascht.

»Paps, ich bin baff, so etwas von dir zu hören. Früher hast du ganz anders geredet. Ich erinnere mich, dass du einmal sinngemäß über den Tod gesagt hast: *Der Tod ist eine grausame Realität, er bedeutet die absolute Vernichtung. Letztendlich entwertet der Tod das Leben. Jede Gefühlsduselei verbietet sich.*«

»Das habe ich gesagt?«

»Ja, ich bin sicher.«

»Na, dann ... was interessiert mich mein Geschwätz von gestern«, sagt Hansen, schmunzelt dabei ein wenig und hofft, dass der Satz humorvoll herüberkommt. Er will die Unterhaltung beenden, denn er hat gerade auf die Uhr geschaut.

»Höchste Zeit, dass wir aufbrechen«, sagt er.

»Wie lange werden wir fahren?«

»Etwa zwei Stunden. Und vielleicht haben wir Glück, der Himmel ist heute so klar wie schon lange nicht mehr, vielleicht sehen wir Polarlichter.«

Schneesteppe. Früher Abend. Nachthimmel mit Sternenmeer. Heller Mondschein. In der Ferne steht mächtig der Kebnekaise. Hansen und Philipp haben das Auto abgestellt und sind seit einer Stunde zu Fuß unterwegs. Sie sprechen kaum. Und wenn, dann flüstern sie. Jedes laute Wort würde die heilige Stille verletzen, zerstören. Während des Gehens schauen sie meistens nach oben, zum Mond, zu den Sternen, in alle Richtungen. Und tatsächlich, nach gar nicht so langer Zeit beginnt der Himmel in den Farben des Regenbogens zu brennen. Von Norden her. Wie gewaltige Nebelschleier überziehen die Polarlichter das Schwarz der Nacht in immer wieder anderen leuchtenden Farben. Mal hellgrün, mal lila, mal rot, oft auch gemischt und ineinanderfließend. Ein lebendiges, abstraktes Gemälde, getragen von Stille und Kälte. Hansen und Philipp sind stehengeblieben. Beeindruckt, bewegt, andächtig. »So etwas Schönes habe ich noch nie gesehen; als würde sich uns eine andere Welt zeigen«, sagt Philipp leise. Hansen nickt, und die beiden können gar nicht genug bekommen von dem großartigen Himmelsspektakel. »Früher«, sagt Hansen, »haben die Menschen geglaubt, die Polarlichter seien die tanzenden Geister der Toten und niemals dürfe man sie lange anschauen oder ihnen gar zuzwinkern, denn dann würden sie kommen und einen holen.«

»Dann schau sie bitte nicht noch länger an, Paps.«
»Ist mein Sohn abergläubisch geworden?«
Hansen lacht und legt seinen Arm um Philipps Schultern.
»Wollen wir weitergehen?«, fragt Hansen leise.
»Gern.«
Und so wandern die Männer schweigend durch den tiefen Schnee, ganz eingenommen vom Naturschauspiel über ihnen. Ab und zu zeigen sich sogar weiße Polarlichter, und die Kuppen des Kebnekaise scheinen wie angestrahlt vom Geistertanz des Himmels.

Jetzt erreichen Hansen und Philipp eine kleine Hütte für Wanderer. Hier wollen sie Rast machen und sich stärken. Die Hütte ist spartanisch eingerichtet: drei Sitzbänke, ein Tisch und ein verkohlter Kamin mit Holzvorrat. Lohnt es sich, den Kamin anzuzünden? Ja, eine Stunde werden sie bestimmt bleiben, also macht Hansen Feuer. Jetzt, im Inneren der Hütte, sprechen die beiden nicht mehr leise und zurückgenommen, sondern in normaler Lautstärke. Hier stören sie ja nichts und niemanden.
»Was geht in dir vor, wenn du so etwas erlebst wie gerade da draußen?«, fragt Hansen seinen Sohn.
Philipp schweigt lange.
»Ich denke an Gott.«
»An Gott?«
»Nein! *Gott* ist kein gutes Wort! Es führt in eine falsche Richtung. Der Begriff ist abgenutzt, missbraucht, überladen und er ruft so viele falsche Assoziationen hervor.«
»Was wäre denn das richtige Wort?«
»Ich weiß es nicht, es gibt kein passendes Wort. Meister Eckhart sagt: ›Darum bitte ich Gott, dass er mich Gottes quitt macht.‹ Das ist radikal. Was bleibt dann übrig? Nichts! Nichts? Ja, vielleicht ist das genau das richtige Wort«, sagt Philipp.
»Gott ist nichts?«
»Oder alles! Oder das nackte Sein! Oder Om!«

Die Männer schweigen und schauen ins Feuer. In diesem Moment fühlt sich Hansen seinem Sohn so nahe wie niemals zuvor, denn zum ersten Mal in seinem Leben versteht er ihn vollkommen und kann tief in sein Herz schauen.
Minuten vergehen.
Dann sagt Hansen:
»Dabei ist es völlig egal, welcher Religion man angehört. Alle Religionen laufen auf das eine hinaus. Sie sind lediglich Wegweiser. Jede Religion hat Recht, und jede Religion hat irgendwann ihren Zweck erfüllt, so dass man sie nicht mehr braucht. Im Grunde ist das doch wunderbar.«
»Ja, es *ist* wunderbar und so sehe ich es auch«, sagt Philipp leise ... und weiter: »Was glaubst du, ab wann man sie nicht mehr braucht?«
»Wenn du ins nackte Sein geschaut hast. Wenn du das Om lebst. Wenn Gott zu nichts geworden ist. Wenn du zur Liebe gefunden hast.«
Philipp steht auf und geht ein paar Schritte in der Hütte auf und ab.
»Paps, ich fasse es nicht, dass du so sprichst, ich kann es gar nicht glauben! Was ist mit dir passiert?«
Hansen lächelt.
»Komm, wir essen noch etwas. Es wird spät heute und der Weg zurück zum Auto ist noch sehr weit.«
Beide Männer denken in diesem Moment dasselbe: *Am 21. Dezember werden wir reden!*
Philipp glaubt immer weniger, dass Hansen ihm etwas vorspielt. Sollte er es doch tun, so wäre das ungeheuerlich. Nein, Hansen schauspielert nicht! Das kann einfach nicht sein! Was aber ist los mit seinem Vater? Hat er sein Selbsttötungsvorhaben aufgegeben, vielleicht schon vor Wochen oder Monaten? Wenn ja, warum? Oder hat er kurzerhand alles nur verschoben, wegen Philipps überraschenden Besuchs? Wäre es eventuell denkbar, dass sich Hansen, trotz Philipps Anwesenheit, heimlich am 21. Dezember davon-

stiehlt und sich doch tötet? Nein! Diese Überlegung wischt Philipp sofort wieder weg. Das würde Hansen niemals tun! Niemals! Trotz der offenen Fragen hat sich Philipp inzwischen entspannt. Seine Intuition lässt ihn wohl die Wahrheit erahnen. Mit Kay will Philipp erst am 21. Dezember Kontakt aufnehmen, nachdem er mit seinem Vater gesprochen hat. Und auch Hansen macht sich seine Gedanken. Was hätte er jetzt, nachdem Philipp hier ist, tun sollen, wenn er seinen Plan, sich zu töten, nicht vorher aufgegeben hätte? Was wäre geschehen? Undenkbar für Hansen, sich draußen im Schnee zu töten, während Philipp in der Hütte schläft. Hätte Hansen sein Vorhaben verschoben? Wie wäre er seinem Sohn begegnet? Hätte er ihm vielleicht doch von seinen Absichten erzählt? Wäre es zu einem Zerwürfnis zwischen ihm und Philipp gekommen? Oder hätte Philipp ihn vom Leben überzeugen können? Ach, Hansen ist so froh, nicht in diese Lage gekommen zu sein. Und er ist tief dankbar dafür, dass nun alles ist, wie es ist. Wie aber wird Philipp reagieren, wenn Hansen ihm am 21. Dezember erzählt, was genau er vorhatte zu tun und wie er somit seinen Sohn vor vollendete Tatsachen stellen wollte?

Die Tage werden immer kürzer, es schneit viel und die Temperatur ist auf minus 10 Grad angestiegen. Hansen und Philipp waren zusammen schon zweimal im Dorf. Sie haben eingekauft und Ingvar besucht. Und obwohl Philipp und Ingvar einander fremd sind, haben sie sich doch auf Anhieb gut verstanden. Als Philipp dann noch das Gespräch auf Astrid brachte, schien Ingvar besonders beeindruckt. Zu dritt gingen sie anschließend, auf Vorschlag von Hansen, zu Astrids Grab. Das ist zurzeit so tief eingeschneit, dass man nur das obere Viertel des Grabsteins sehen kann. Astrids Name aber ist noch gut lesbar. »Danke, dass ihr mit mir hierhergegangen seid«, sagte Ingvar zum Abschied.

Ein paarmal war Philipp nun schon allein unterwegs in der Natur, in den Wäldern, mit Langlaufski. Hansen ist kein großer Freund des Langlaufs, und so brach Philipp ohne ihn auf. Viele Stunden zog er durch die weißen Märchenwälder, auf markierten Routen, ohne allerdings auch nur einem Menschen zu begegnen, nicht einmal ein Tier hat er gesehen. Die meiste Zeit war er in der Dunkelheit unterwegs, denn es wird ja kaum noch hell. Das allerdings macht Philipp nichts aus. Er liebt die mystische Atmosphäre der polaren Finsternis, und so richtig dunkel wird es wegen des Schnees ja ohnehin nicht.

Während sein Sohn unterwegs ist, liest Hansen viel und bereitet das Essen vor. Es macht ihm große Freude, Philipp mit einer gelungenen Mahlzeit zu überraschen. Als Hansen noch allein war, hat er sich für das Zubereiten von Speisen überhaupt nicht interessiert. Er aß irgendetwas, um satt zu werden. Damit war die Sache erledigt. Jetzt aber ist das gemeinsame Essen mit Philipp jedes Mal ein Fest. Hansen denkt darüber nach, wie genau der 21. Dezember ablaufen könnte. Noch 3 Tage bis dahin. Eigentlich kann er die Wende in seinem Leben noch gar nicht richtig glauben und begreifen. Noch bis vor kurzem sollte der 21. Dezember sein letzter Geburtstag und zugleich sein Todestag sein. Verlöschen wollte er im Schnee, in der Kälte. Alles war genau geplant. Und jetzt wertschätzt er das Leben, verbringt glückliche Stunden mit seinem Sohn und überlegt, was er an seinem Geburtstag kochen soll. Das ist nicht zu fassen! Vielleicht könnte er mit Philipp am 21. Dezember einen Ausflug machen, vielleicht sogar in eine nordschwedische Stadt fahren? Nein, beide lieben die Stille und die Natur, also sollten sie hier bleiben. Oder sie laden Ingvar zu sich in die Hütte ein. Nein, eigentlich sollten Vater und Sohn diesen besonderen Tag allein verbringen. Zumal Hansen ja vorhat, seinem Sohn die ganze Geschichte seiner Lapplandreise und wie es dazu kam, ausführlich zu erzählen. Vielleicht verbringen sie mit Ingvar zusammen den Heiligen Abend? Sofern er das auch möchte …

Da fällt Hansen etwas ein: Ein paar Autostunden von der Hütte entfernt gibt es einen gigantischen Wasserfall, der im Winter zu einer gewaltigen Eismasse erstarrt. Ein spektakulärer Anblick! Auf einer früheren Reise war Hansen einmal dort gewesen. Er hat alles in bester Erinnerung. Vielleicht sollten sie am 21. Dezember zunächst zu Hause in der Hütte bleiben, gemeinsam zu Mittag essen und am Nachmittag, wenn es das Wetter erlaubt, zu dem gefrorenen Wasserfall fahren. Wie auch immer. Er wird die Idee mit Philipp besprechen. Auf jeden Fall aber will Hansen etwas Besonderes kochen. Dafür wird er morgen ins Dorf fahren und Einkäufe machen.

Hansen wartet auf Philipp. Schon seit drei Stunden ist dieser mit den Ski unterwegs. Er wird erschöpft sein, wenn er zurückkommt. Zumal es seit einer Stunde heftig schneit. Das macht das Vorankommen noch mühsamer und kostet Kraft. Hansen ist etwas besorgt. Zwar hat Philipp angekündigt, heute eine lange Tour zu machen, dennoch schaut Hansen ständig auf die Uhr. Noch ist Philipp nicht überfällig. Aber hoffentlich hat er sich im Schneetreiben nicht verirrt. Soll Hansen ihn anrufen? Das wäre wohl übertrieben. Vielleicht in einer halben Stunde. Wahrscheinlich aber wird ohnehin keine Verbindung zustande kommen. Das Netz reicht nicht weit in die Wälder. Nach etwa zwanzig Minuten hört Hansen endlich Geräusche vor seiner Hütte, was ihn sofort erleichtert. Philipp ist da. Er schlägt die Ski aneinander, um sie vom Schnee zu befreien.

Als Philipp sich aufgewärmt hat, erzählt er von der Tour. Er ist begeistert und schwärmt.

»Ich ärgere mich, dass ich dieses Land nicht schon viel früher entdeckt habe. Vielleicht, Paps, sollten wir demnächst jedes Jahr zu deinem Geburtstag hierherfahren und dann auch gleich Weihnachten hier verbringen.«

»Das ist eine sehr gute Idee! Aber glaube mir, auch im Sommer ist es hier wunderbar.«

»Gut, fahren wir also demnächst im Sommer *und* im Winter nach Lappland«, sagt Philipp lachend.

Und dann erzählt er von zwei Motorschlitten, die er heute beobachtet hat. Wie sie über einen zugefrorenen See gefahren sind und wie schnell sie dabei waren. Hansen mag diese Maschinen nicht. Sie sind zwar praktisch und für viele Einheimische durchaus nützlich, aber sie machen einen Höllenlärm und zerstören immer und überall die himmlische Ruhe hier.

»Ich würde gerne einmal mit so einem Schlitten fahren«, sagt Philipp. »Ich habe ja einen Motorradführerschein, also werde ich gut mit den Maschinen umgehen können.«

Hansen sieht Philipp skeptisch an.

»Sie haben sehr viel Kraft und fahren entsprechend schnell. Das sind ernstzunehmende Fahrzeuge. Manche bringen es auf Geschwindigkeiten von bis zu hundert Stundenkilometern.«

»Ja, das habe ich gesehen. Bist du schon einmal damit gefahren?«

»Vor vielen Jahren. Aber es macht mir keinen Spaß. Ich würde so ein Schneemobil nur benutzen, wenn es sonst keine andere Möglichkeit gäbe, an einen bestimmten Ort zu kommen. Es gibt hier zum Beispiel Hütten, die so abgelegen sind, dass man im Winter ausschließlich mit einem Motorschlitten dorthin gelangt.«

»Man kann damit also auch durch ganz tiefen Schnee fahren?«

»Ja, durchaus.«

»Du machst mich sehr neugierig, Paps.«

Hansen denkt nach.

»Ich will morgen ins Dorf und Einkäufe für übermorgen machen. Komm doch einfach mit! Ingvar wird dir sicher behilflich sein, einen Schlitten für ein oder zwei Stunden im Dorf zu leihen. Er selbst besitzt keinen, soweit ich das weiß.«
»Ja, sehr gern! Und du würdest nicht mitfahren wollen?«
»Nein, nein! Dreh du ein paar Runden, und vermutlich wird dich die Sache auch schnell langweilen.«
»Ich bin gespannt. Hoffentlich klappt es.«

20. Dezember. Kein Niederschlag, leichte Bewölkung, minus 17 Grad. Nach dem Frühstück fahren Hansen und Philipp ins Dorf. Zunächst zu Ingvar, der sich über den unerwarteten Besuch wieder sehr freut. Die Männer sitzen eine Stunde zusammen und trinken Tee. Die Sache mit dem Schlitten ist schnell geregelt. Ingvar ruft einen Freund an, der ein Schneemobil besitzt. Er wohnt in der direkten Nachbarschaft, und Philipp könne gern sofort zu ihm kommen. Hansen geht mit. Ingvars Nachbar ist ein freundlicher Mann mittleren Alters, der sehr gut Englisch spricht und sich Harry nennt.
»Ihr seid Freunde von Ingvar, also seid ihr auch meine Freunde. Du willst also mit dem Schlitten eine Tour machen?«, sagt er und schaut dabei Philipp an.
»Na ja, eine kleine Tour, vielleicht maximal zwei Stunden. Was würde das kosten?«
»Ach, gar nichts! Im Moment steht das Ding sowieso hier herum. Tanke hinterher wieder voll und die Sache ist erledigt.«
»Das ist ja ein tolles Angebot«, sagt Philipp.
Hansen nickt.
»Kannst du damit umgehen?«
»Ich habe noch nie auf so einem Schlitten gesessen, aber ich kann gut Motorrad fahren.«
»Okay, ich erkläre dir ein paar wichtige Sachen, und dann kannst du schon starten.«

Philipp strahlt.
Gemeinsam gehen die drei zum Schuppen und begutachten den Schlitten. Harry weist Philipp ein.
»Dreh mal eine Runde durchs Dorf«, schlägt Harry vor. Philipp setzt sich auf den knatternden Schlitten, gibt vorsichtig Gas und fährt langsam los. Er scheint die Maschine gut im Griff zu haben. Hansen wundert sich, wie schnell Philipp das Gefährt offenbar beherrscht. Und auch Harry nickt völlig entspannt. Nach ein paar Minuten ist Philipp wieder zurück.
»Das ist ein tolles Gefühl, Paps! Willst du nicht doch mitkommen, hier ist Platz genug?«
»Nein, nein, ich muss mich um unser leibliches Wohl für morgen kümmern, das ist wichtiger. Ich gehe jetzt einkaufen. Wann soll ich dich nachher abholen?«
»Du brauchst doch keine zwei Stunden für die Einkäufe!?«
»Nein, ich komme dann noch einmal ins Dorf.«
Hansen und Philipp sprechen Englisch, um Harry nicht auszuschließen. Und jetzt schaltet sich Harry ein:
»Bring mir den Schlitten ganz einfach morgen Nachmittag zurück. Ich brauche ihn nicht. Dann kannst du nachher mit dem Schlitten zu eurer Hütte fahren und Hansen muss nicht noch einmal ins Dorf kommen.«
»Es wird ja immer besser«, sagt Philipp. »Bist du damit einverstanden, Paps?«
»Ja, warum nicht?! Aber wage dich nicht zu weit in die Wälder hinein und achte streng darauf, dass du die Orientierung nicht verlierst. Den Weg zur Hütte findest du ja. Zur Not fährst du neben der Hauptstraße bis zu unserem Zufahrtsweg.«
»Mach dir keine Sorgen! Du kennst mich. Ich bin vorsichtig. Jetzt aber will ich starten.«
Philipp scheint es gar nicht mehr erwarten zu können.
»Stopp!«, sagt Harry. »Hier, den Helm ziehst du bitte noch auf! Das ist sicherer.«

»Na klar!«
Harry und Hansen winken Philipp hinterher.

Die Einkäufe erledigt Hansen schnell. Mit Lachs und Elch will er Philipp morgen überraschen. Er fährt noch zur Tankstelle und dann zurück in die Hütte. Das Wetter bleibt stabil. Kein Niederschlag. Gute Bedingungen für eine Schlittentour. Nachher wird Hansen mit Philipp besprechen, ob sie morgen zu dem eingefrorenen Wasserfall fahren oder den Nachmittag anders gestalten wollen. Hansen verspürt ein großes Glücksgefühl, wenn er an morgen denkt. Morgen ist für ihn ein ausgesprochen wichtiger Tag. Eigentlich die Stunde null. Der Beginn seines zweiten Lebens. Wäre er nicht schon im Sommer nach Lappland gefahren, hätte er sich vermutlich bereits in Berlin umgebracht. Oder eben hier, wenn er nur ein paar Tage vor dem 21. Dezember eingetroffen wäre (vorausgesetzt, Philipp hätte ihn dann nicht mit seinem Besuch überrascht). Jetzt denkt Hansen an Kay. Seinen Freund. Auch mit ihm will er morgen sprechen, am Telefon, um ihm das Wichtigste zu erzählen. Und er wird ihn um Vergebung bitten. Denn Hansen schämt sich sehr, dass er Kay quasi gezwungen hat, Philipp gegenüber zu schweigen. Und dass er ihn überhaupt in alles hineingezogen hat. Hansen kann gar nicht einschätzen, inwieweit sich Kay mit seinem Selbsttötungsvorhaben abgefunden hat. Morgen wird er es wissen. Morgen ist ein besonderer Tag. Hansen denkt nur noch an morgen.

Es wird schwer werden, Philipp alles einigermaßen verständlich zu machen. Ein Mensch ist des Lebens satt, und selbst der eigene Sohn, zu dem er ein hervorragendes Verhältnis hat, kann ihm weder Hoffnung noch Freude schenken. Hansen möchte Philipp nicht verletzen, dennoch muss er ihm alles genauso schildern, wie es eben war. Warum hat sich Hansen Philipp nicht anvertraut?

Das wird sein Sohn ihn morgen fragen. Und darauf muss Hansen antworten. Warum war Hansen bereit, Philipp einen so unermesslichen Schmerz zuzufügen? Auch diese Frage wird Philipp morgen stellen. Nein, Angst hat Hansen nicht vor dem Gespräch. Das Glück zu leben ist stärker als jede Angst. Und die Wahrheit wird Hansen helfen, auch die schwierigste Frage zu beantworten.

Seit drei Stunden ist Philipp nun schon unterwegs. Offensichtlich gefällt es ihm, mit dem Motorschlitten durch die weiße, unberührte Natur zu jagen. Eine Vorliebe für Schlitten hatte er ja schon als kleiner Junge. Nur da wurde der Schlitten von Hansen gezogen. Hoffentlich schaut Philipp heute nicht so oft in den Himmel, wie er es damals getan hat. Hansen ist gespannt, was ihm sein Sohn nachher alles erzählen wird.

Die Zeit vergeht langsam.

Hansen denkt an Philipps Kindheit. Wie vaterbezogen der Kleine schon sehr früh war! Obwohl Karin, seine Mutter, bestens mit ihm umging und ihn über alles liebte. Philipp aber liebte seinen Papa über alles. Das hat Hansen oft gerührt. Und so gut sind sie immer miteinander ausgekommen. Nicht ein einziges Mal in den vielen Jahren hat Hansen sich mit seinem Sohn gestritten. Es gab Diskussionen, ja, niemals aber ein Zerwürfnis oder böse Worte. Heute ist Hansen davon überzeugt, dass er die Liebe seines Sohnes allzu lange als Selbstverständlichkeit angesehen hat. Auch dies wird sich in seinem neuen Leben ändern.

Nun ist Philipp schon fast vier Stunden weg. Das ist merkwürdig. Hansen weiß gar nicht, für wie viele Kilometer eine Tankfüllung reicht. Oder ist Philipp gar bis zum Nachbardorf gefahren und hat dort aufgetankt? Eigentlich nicht vorstellbar, da es bis dorthin sehr weit ist. Hansen überlegt und beschließt ihn anzurufen. Keine

Verbindung. Das war zu vermuten. Also ist er noch nicht in der Nähe der Hütte. Hansen beginnt sich Sorgen zu machen, obwohl er noch dagegen ankämpft. Aber vier Stunden sind eine lange Zeit. Und vier Stunden auf einem Motorschlitten zuzubringen, ist sicher nicht das reinste Vergnügen. Hat er vielleicht irgendwo Halt gemacht? Wo aber sollte das sein? Und sicher würde Philipp doch davon ausgehen, dass sich Hansen Gedanken macht, wenn er so lange ohne eine Nachricht wegbleibt. Oder hatte er vielleicht eine Panne? Ja, das könnte sein! Der Schlitten funktioniert nicht mehr und Philipp sitzt irgendwo in der Wildnis fest ... Hansen wählt Ingvars Nummer. Ebenfalls keine Verbindung. Eine Telefonnummer von Harry hat er leider nicht. Hansen kennt sonst niemanden, den er anrufen könnte. Weitere fünfzehn Minuten vergehen. Irgendetwas stimmt nicht! Davon ist Hansen jetzt fest überzeugt. Vielleicht braucht Philipp dringend Hilfe. Und niemand ist alarmiert, denn keinem Menschen fällt auf, dass Philipp so lange unterwegs ist. Harry erwartet ihn ja erst morgen zurück. Also muss Hansen sofort ins Dorf fahren. Hoffentlich ist Harry zu Hause. Sonst wird er sich woanders Hilfe holen. Vielleicht kann man den Schlitten ja orten?! Andererseits schien es nicht gerade ein modernes Modell gewesen zu sein, das derartig ausgerustet ist. Wie auch immer, Hansen muss los und mit irgendjemandem über die Lage beraten. Schnell zieht er sich an, verschließt die Hütte und geht zu seinem Auto.

Als er gerade einsteigen will, hört er einen Wagen auf der Zufahrtsstraße zur Hütte und gleich darauf sieht er auch schon die Scheinwerfer. Hansen geht dem Wagen entgegen. Es ist Ingvar, das erkennt Hansen sofort. Aber er ist nicht allein. Harry sitzt neben ihm.

Der Wagen hält direkt neben Hansen.

»Wir müssen mit dir sprechen«, sagt Ingvar ernst.

»Ja, was ist denn los? Habt ihr etwas von Philipp gehört?«

»Lass uns bitte ins Haus gehen, Hansen«, sagt Ingvar. Hansen nickt und macht eine Handbewegung, die Ingvar signalisiert, er möge mit dem Wagen bis zur Hütte fahren. Schnellen Schrittes geht Hansen dem Auto hinterher. Harry und Ingvar steigen schweigend aus, Hansen öffnet die Hütte, alle drei Männer setzen sich an den Tisch.
»Wollt ihr eure Anoraks nicht ausziehen?«, fragt Hansen.
Harry schaut stumm auf die Tischplatte.
»Wir müssen dir etwas sagen, Hansen.«
Ingvars Hände zittern.
Hansens Pulsschlag verdoppelt sich.
»Ist etwas mit Philipp?«
Jetzt schaut Ingvar auf die Tischplatte und seine Hände zittern so stark, dass sie ein leichtes Klopfgeräusch auf dem Tisch verursachen.
»Ingvar, um Gottes willen, sag, was los ist! Sag es mir! Hatte Philipp einen Unfall? Ist er verletzt? Wo ist er?«
Ingvar atmet tief ein, will etwas sagen, kann es aber nicht, Tränen schießen ihm aus den Augen, er atmet noch einmal ein ... er öffnet den Mund, bekommt aber wieder kein Wort heraus ... wartet einen Moment und dann schluchzt er, ohne Hansen dabei anzuschauen:
»Philipp ist tot.«
Erdrückende Stille in der Hütte.
Hansen hat überhaupt keinen Pulsschlag mehr. Er steht vom Tisch auf, wankt etwas, hält sich an der Tischkante fest und starrt auf den Boden.
»Tot?«, fragt er leise.
Ingvar nickt, was Hansen aber gar nicht sieht.
Er setzt sich wieder hin und schaut die beiden Männer an.
»Was ist geschehen?«
Ingvar sagt zu Harry etwas auf Schwedisch, und dann beginnt Harry zu sprechen, auf Englisch:
»Er hatte einen Unfall mit dem Schlitten. Am Rande des Sarek. Er ist im Tiefschnee auf einen Felsbrocken geprallt,

den er nicht sehen konnte. Dann hat sich der Schlitten überschlagen und Philipp ist an einen Baum geschleudert worden. Wir vermuten, dass er zu schnell gefahren ist. Ein Ranger war zufällig Zeuge des Unfalls. Er konnte nichts mehr tun. Philipp war sofort tot.«

Harry legt seine Hand auf Hansens Schulter.

Hansen sitzt mit gesenktem Kopf wie erstarrt am Tisch.

»Ich kann nicht ausdrücken, wie leid es mir tut«, sagt Ingvar leise.

Hansen scheint völlig abwesend zu sein. Sein Gesicht ist weiß. Er atmet kaum. Alle schweigen. Totenstille in der Hütte.

Irgendwann sagt Hansen:

»Ich möchte Philipp sehen. Wo ist er?«

10

21. Dezember. Philipps offener Sarg steht in der Trauerhalle. Ich war den ganzen Tag dort. Allein mit meinem Sohn. Es schneit unaufhörlich. Die Welt steht still. Philipps Gesicht ist unversehrt. Er scheint zu schlafen, aber er schläft nicht. Ein zartes Lächeln umgibt seinen Mund. Danke, mein Sohn, dass du in mein Leben gekommen bist und mich so viele Jahre begleitet hast. Danke für deine Gedanken, deine Worte, dein Herz und deine Taten. Danke für deine bedingungslose Liebe. Wie arm mein Leben ohne dich gewesen wäre, wie leer, wie öde. Die Welt steht still. Warum, mein Sohn, hast du mich verlassen? Wer aber bin ich, dass ich nach dem Warum fragen darf!? Ich weiß, dass es so, wie es jetzt ist, gut ist – für dich. Du hattest ja schon eine Ahnung von der anderen Seite, und du warst ohne Angst. Nun bist du Licht im Licht. Die Welt steht still. Eigentlich sollte heute mein Todestag sein, nun aber betrauere ich den Tod meines Sohnes. Eigentlich sollte heute mein Lebenstag sein, nun aber ist alles Leben erstarrt. Ich kann die Welt ohne Philipp nicht denken. Philipps Sarg steht an derselben Stelle, an der Astrids Sarg gestanden hat. Vergib mir, mein Sohn, was ich dir beinahe angetan hätte. Aber ich habe mit den Dämonen gekämpft und erst danach das Leben wieder gesehen. Gern hätte ich dir davon erzählt. Und jetzt? Was sehe ich jetzt? Ich sehe die Leichenblässe auf deinem Gesicht. Die Welt steht still. Hier, mein Sohn, in Lappland will ich dich begraben, und auch ich möchte hier begraben sein. Es gibt keinen besseren Ort auf Erden. Im selben Grab will ich mit dir liegen, dir im Tod so nahe sein wie im Leben. Gott, den du das Nichts nennst, soll uns zu nichts machen. Und jedes Jahr im Winter wird unser Grab tief verschneit sein, und über uns werden die Polarlichter in betörenden Farben ihre kosmischen Tänze aufführen. Und jedes Jahr im Sommer wird die

Mitternachtssonne unseren kleinen Friedhof in das warme Licht des Nordens tauchen, und die vielen bunten Blumen auf unserem Grab werden alles Leid und alle Tränen vergessen machen. Irgendwann aber wird es unser schönes Grab nicht mehr geben. Wilde Pflanzen werden dann aus unseren Leibern wachsen und niemand kennt mehr die Geschichte der beiden Männer aus Deutschland. Und das ist gut so. Mich tröstet das. Erde zu Erde und Leere zu Leere.

Noch allerdings, mein Sohn, ist meine Zeit nicht gekommen. Obwohl die Dämonen mir den Weg zu deinem Grab weisen. Sie wollen, dass ich dorthin gehe. Sofort und ohne nachzudenken. Aber du würdest mich zurückweisen, das weiß ich. Meine Aufgabe auf Erden ist noch nicht erfüllt. Ich will nun neunundvierzig Tage weinen, deinen Verlust beklagen, dir nahe sein, zu dir sprechen, zu mir sprechen. Nichts wird mich davon abhalten und nichts wird mich ablenken. Neunundvierzig Tage lang. Dann aber werde ich dich loslassen, denn auch du wirst mich loslassen. Die Welt steht nicht still. Immer ist die Welt eine andere. Ich werde wissen, mein Sohn, dass du nicht tot bist. Denn das, was wir wirklich sind, kennt keine Zeit. Ich werde dem Leben dienen, so wie du es auch getan hast. Und wenn der Tod einst vor mir steht, so werde ich ihm meine Hand reichen und auch ihm dienen. Alles ist richtig, das Sterben und das Geborenwerden, das Leiden und das Lachen. In allem vollzieht sich das ewige Sein. Ich will annehmen, verzeihen und geben. Ich will die Vergangenheit vergessen und mich um die Zukunft nicht scheren. Alles ist jetzt, und jetzt ist immer. In Demut will ich gehen, und mit Mut will ich handeln.

Ich will leben.

Für alle Lebensliebhaber bietet das Gütersloher Verlagshaus Durchblick, Sinn und Zuversicht. Wir verbinden die Freude am Leben mit der Vision einer neuen Welt.

UNSERE VISION EINER NEUEN WELT

Die Welt, in der wir leben, verstehen.

Wir sehen Menschlichkeit als Basis des Miteinanders:
Mitgefühl, Fürsorge und Beteiligung lassen niemanden verloren gehen. Wir stehen für gelingende Gemeinschaft statt individueller Glücksmaximierung auf Kosten anderer.

Wir leben in einer neugierigen Welt:
Sie sucht ehrgeizig und mitfühlend Lösungen für die Fragen unseres Lebens und unserer Zukunft. Wir fragen nach neuem Wissen und drücken uns nicht vor unbequemen Wahrheiten – auch wenn sie uns etwas kosten.

Wir leben in einer Gesellschaft der offenen Arme:
Toleranz und Vielfalt bereichern unser Leben. Wir wissen, wer wir sind und wofür wir stehen. Deshalb haben wir keine Angst vor unterschiedlichen Weltanschauungen.

Das Warum und Wofür unseres Lebens finden.

Wir helfen einander, uns selber besser zu verstehen: Viele Menschen werden sich erst dann in ihrem Leben zuhause fühlen, wenn sie den eigenen Wesenskern entdecken – und Sinn in ihrem Leben finden.

Wir ermutigen Menschen, zu ihrer Lebensgeschichte zu stehen: In den Stürmen des Alltags geben wir Halt und Orientierung. So können sich Menschen mit ihren Grenzen aussöhnen und zuversichtlich ihr Leben gestalten.

Wir haben den Mut, Vertrautes hinter uns zu lassen: Neugierde ist die Triebfeder eines gelingenden Lebens. Wir wagen Neues, um reich an Erfahrung zu werden.

Erfahren, was uns im Leben trägt und erfreut.

Wir glauben an die Vision des Christentums: Die Seligpreisungen der Bergpredigt lassen uns nach einer neuen Welt streben, in der Vereinsamte Zuwendung, Vertriebene Zuflucht, Trauernde Trost finden – und Gerechtigkeit, Barmherzigkeit und Frieden herrschen.

Wir geben Menschen die Möglichkeit, den Glauben (neu) zu entdecken: Persönliche Spiritualität gibt Kraft, spendet Trost und fördert die Achtung vor der Schöpfung sowie die Freude am Leben.

Wir stehen mit Respekt vor der Glaubenserfahrung anderer: Wissen fördert Dialog und Verständnis, schützt vor Fundamentalismus und Hass. Wir wollen die Schätze anderer Religionen kennenlernen, verstehen und respektieren.

Bibliografische Information der Deutschen Nationalbibliothek

Die Deutsche Nationalbibliothek verzeichnet diese Publikation in der Deutschen Nationalbibliografie; detaillierte bibliografische Daten sind im Internet über https://portal.dnb.de abrufbar.

FSC www.fsc.org MIX Papier aus verantwortungsvollen Quellen FSC® C014496

Verlagsgruppe Random House FSC® N001967

1. Auflage

Umschlaggestaltung: Gute Botschafter GmbH, Haltern am See
Umschlagmotiv: © Monika Gniot/shutterstock.com
Druck und Bindung: GGP Media GmbH, Pößneck
Printed in Germany
ISBN 978-3-579-08691-0

www.gtvh.de